面对孩子，我们都可能犯过错。
或者是关心则乱， 或者是人云亦云。
我衷心希望你，
在孩子下次生病前，
做个更加理性、更加优秀的父母。

在孩子下次生病前

裴洪岗 著

人民卫生出版社

图书在版编目（CIP）数据

在孩子下次生病前/裴洪岗著.—北京：人民卫生出版社，2016

ISBN 978-7-117-22675-2

Ⅰ.①在… Ⅱ.①裴… Ⅲ.①小儿疾病—防治 Ⅳ.① R72

中国版本图书馆 CIP 数据核字（2016）第 201055 号

| 人卫智网 | www.ipmph.com | 医学教育、学术、考试、健康，购书智慧智能综合服务平台 |
| 人卫官网 | www.pmph.com | 人卫官方资讯发布平台 |

在孩子下次生病前

著　　者：裴洪岗

出版发行：人民卫生出版社（中继线 010-59780011）

地　　址：北京市朝阳区潘家园南里 19 号

邮　　编：100021

E - mail：pmph @ pmph.com

购书热线：010-59787592　010-59787584　010-65264830

印　　刷：北京盛通印刷股份有限公司

经　　销：新华书店

开　　本：710×1000　1/16　　印张：17　　插页：1

字　　数：242 千字

版　　次：2016 年 9 月第 1 版　2016 年 9 月第 1 版第 1 次印刷

标准书号：ISBN 978-7-117-22675-2/R·22676

定　　价：39.00 元

打击盗版举报电话：010-59787491　E-mail：WQ @ pmph.com
（凡属印装质量问题请与本社市场营销中心联系退换）

自序

我大学读的是儿科系，研究生读的是小儿外科，毕业后在深圳市儿童医院做了 12 年的小儿外科医生。在行医过程中，发现一方面医生很辛苦，另一方面患者的就医体验很差，排队很漫长，却只能得到几分钟的诊疗，做很多检查，开很多药，医生和患者其实都不满意，大家都去改变，却发现很难。

我也曾想过去改变点什么，最初在微博上写医患关系、写医疗改革，后来发现这些问题根本不是我们所能改变的，所以转而开始写医学科普，想着通过科普提高民众的科学素养，也能缓解一点医患矛盾，同时也可以展示自己的专业能力，为自己创立个人口碑，算是利人利己利社会的事。

从 2013 年底开通微信公众号 drpei 以来，我开始写育儿科普，内容包括儿童常见病的应对方法，育儿路上的那些常见陷阱的提醒，也包括一些行医路上的体会和思考。写作过程中我本着"让父母少花钱，让孩子少受罪"的目标，尽力让自己的科普内容遵循循证原则，做到可靠可信，就这样坚持了 3 年，不知不觉中写了近两百篇文章。

这些文章有的传播很广，让很多家长少走了很多弯路，让很多孩子受益了，很多家长一遇到孩子的健康问题，第一反应是到我的微信目录里去查找答案，因为他们觉得这些内容通俗易懂，内容实用而可靠。

这些文章也让我在社交媒体上有了一大批固定的读者，我很早就收到过出版社邀约，希望将这些文章结集出版。我想着现在电子产品很普及，移动互联网也很发达，电子化阅读应该是主流的阅读方式，一度也怀疑纸质出版的必要性。

后来在微博上常常看到评论说想把这些文章转给老人看，可惜他们不上微博，只好自己把文章打印出来给他们，确实还有很多年龄大一些的人不用微博、微信，他们更习惯纸质阅读，他们更相信书上写的而不相信网上说的，而他们又往往是最需要获得知识更新的那一批人。

　　此外，无论是在微博还是在微信上，一篇文章发布后阅读都集中在前三天，一周后就鲜有人问津，这类常识性科普文章应该要有比时评性文章更长的生命周期，纸质出版可以让这些知识走得更广、更远。于是我最终还是接受了出版的邀约，所以有了这本书。

　　写科普的过程其实也是我对自己知识进行梳理、更新的过程，写作过程中我也纠正了自己不少错误的认识，比如长久以来我也是认为退热要首选温水擦浴这些物理降温的方式，如果在我刚有孩子的时候就读到这本书，它也能帮我避开一些误区，我相信这本书里的知识能帮到很多父母。

　　对于一直关注我微博、微信的读者来说，这些文章可能你们都已经读过了，如果你自己学过这些知识，但无法得到家人的支持和认同而无法实施，可以买一本让家人一起读，共同学习有助于家庭在育儿问题上达成共识，也能减少一些无谓的纷争。

　　对于没有关注我微信的读者来说，可以扫描封底的二维码关注我，部分我自己觉得比较好，但受篇幅限制没有收录的文章，可以在微信上看到，我也会在那里间断推送我新写好的文章，算是对这本书的一个持续更新。

　　也许最初读到我科普文章的父母，他们的孩子都已经长大了，如果你觉得这些文字曾经帮助过你，欢迎你将这本书推荐给准备要孩子或者刚有孩子的朋友，也可以把它当作礼物送给刚有宝宝的父母们，我相信这些内容能够对得起你的推荐。

　　这本书包括了育儿的大部分常见问题。写作的过程中我尽量做到有理有据，这本书的内容大部分在网上经过了很多读者的审阅，所以内容会比较可靠，但也难免会有疏漏之处，此外医学在不断进展，这本书里的有些内容可能会变得过时，这也是科普不能代替医生当面诊疗的原因，所以希望大家辩证看待。

　　此书献给我的女儿希希。

裴洪岗
2016 年 7 月

目录

不要以爱的名义伤害孩子 / 109

如何应对孩子发热

　　请记住，发热是症状而不是疾病，有些能造成器官损害的疾病同时会有发热的症状，但就发热本身而言，除非是超高热，否则不会对孩子造成伤害，更不会烧坏脑子、心脏或者其他器官。

　　发热的治疗目标是改善孩子的舒适度而不是退热。所以关注孩子的精神状态比关注孩子的体温更重要。体温超过39.0℃或孩子明显不舒服时可以服用退热药，发现不对劲、心里没底就去医院，至于其他的事情，孩子怎么舒服怎么来。

当医生遇到自己的孩子发热（1）

去医院看病时很多人会想，家里要有个医生就好了，看病就不用发愁了，有孩子的家长想，家里要有个儿科医生就更好了，孩子生病就不用愁了。确实，有医生的家庭看病要方便很多，但医生在面对自己家人生病时，却承受着大家想不到的压力，每次同事们说到自己孩子生病的事，都是一肚子的苦水。

有个同事说，每次孩子发热，老婆就问："病毒是不是你从医院带回来的？"外婆说："你是儿科医生，连自己孩子的发热都治不好。"另一个同事说："儿子拉了一天肚子，我说在家多喝点水观察一下"，外婆说："要不要到医院找个老医生看看？"对比自己的经历，我对同事们的苦衷也是感同身受。

女儿还不到1岁的时候，有一天突然出现发热，体温迅速窜到39℃多，平时活泼可爱的她突然一下萎靡不振，小脸红彤彤的，趴在大人怀里昏昏欲睡，一家人顿时紧张起来。

　　自己虽然在医院里主要做外科，但自负腹泻、感冒什么的还是应付得来，看孩子除了有点流鼻涕，并没其他症状，听了听肺部，看了看喉咙，也没发现什么异常，看体温上升得这么迅速，感觉还是像病毒感染多一些，也没特别在意。嘱咐多给她喝水，体温太高了就给她喝点布洛芬。

　　家里当时还有两个医生，外婆是退休的中医，妻子是超声科医生，相对他们，我的专业肯定更对口。发热第 1 天，她俩虽然也紧张，但基本还是听从我的安排。到了第 2 天，孩子没有好转的迹象，如果不吃退热药，体温基本维持在 38.5℃ 以上，一吃退热药，体温降下来，她又有精神玩闹了，药效一退，体温又往上蹿。

　　我密切观察着她的情况，好在除了发热，其他都挺好，能吃能睡。但家里人有点扛不住了。外婆说："孩子总这样是不行的，会烧坏脑子，不能总是在家自己喝点红药水（布洛芬），还是去医院打一下针吧。"妻子从没做过临床，第一次看到孩子生病本来就紧张，听外婆这样一说就更紧张了，跟着说，"你自己是搞外科的，孩子发热的情况你也看得不多，还是去找个内科医生看看吧。"

　　拗不过她们的轮番轰炸，我妥协了，跟她们说那就去医院查个血吧，如果没事的话还是得回家继续护理观察。带着女儿到医院检查了血常规，白细胞不高，比正常值还低一点，中心粒细胞比例也不高。我跟家里人说，"看吧，还是第一考虑病毒感染，发热还得有个过程，除了等待没什么好办法。"但妻子还是不放心，说"既然到了医院，你就找个内科医生给看看吧。"

　　来医院前就算到会有这样的结果，无奈，带着妻子和女儿找了个内科医生，医生看了看说，"喉咙不红，肺部听起来也没事，应该还是病毒感染……发热会有个过程，再继续观察就好了。"听到这样的话，家人坦然多了，虽然这些话我在家说过无数遍，但内科医生说一遍似乎抵我说十遍。

　　回到家女儿还是发热，但血常规也查了，内科医生也看了，家人也安宁了一天。到了第 4 天，孩子仍然是高热不退，外婆再也淡定不住了，说不能再拖下去了，一定要带女儿去打针。我说再耐心一点吧，孩子虽然发热，但一般情况还好，很多病毒感染都要发热三五天，打针也解决不了什么问题。

但她看到孩子发热的样子，已经什么都听不进去了……争吵一番后，我以我对孩子有监护权为由坚持住了，就差没签字表示后果自负。

到了第 5 天，孩子依然高热，妻子和外婆已经不和我说话了，在她们眼里，我俨然已是残害自己孩子的罪人。我自己倒没有动摇，因为看着孩子仍然没有什么别的症状，坚信发热也会有个尽头。

果不其然，还没吃退热药，到了中午，孩子体温就逐渐趋向下降了，到了下午就已经恢复正常了，然后全身出现了大片大片的疹子——热退疹出，幼儿急疹，一种病毒感染引起的自限性疾病。我长长地出了一口气，妻子不言语了，外婆幽幽地说："没想到幼儿急疹能烧得这么厉害。"

回头想想，都是一家人，大家的愿望肯定都是希望孩子好，谁都不可能在孩子生病的问题上存私心，家人之间本该信任无间，但三个人对疾病的认识和判断却存在差异，所以还是产生了分歧和矛盾。

面对疾病，具备专业知识的医生之间都会存在分歧，更何况医生和没有医学知识的孩子父母之间，因为紧张和担心，家人之间都会产生质疑，更何况本为陌路人的医生和患者之间。

孩子一发热，大部分家长的愿望都是孩子早点退热，觉得热度退下来了，孩子就恢复健康了，自己就安心了，所以会不顾一切地想办法给孩子退热。不论发热的原因是什么，在很多人眼里打针才是真正的治疗，打上了针家长心里才踏实，不打针就是医生不负责任，由此引发的医患矛盾不胜枚举。

我想说的是，现在大部分孩子都是独生子女，他们承受着几代人的关爱，我作为一名儿外科医生，以一个父亲的身份作出的医疗决策，在有儿内科医生认同的情况下，都会被自己家人质疑。

试想，如果我不是孩子的父亲而是陌生的医生，她们会怎么看待这个医生？

如果我不是孩子的父亲而是陌生的医生，面对这样的质疑，还会愿意这样坚持原则吗？

发热能把什么烧坏

孩子发热往往昏昏欲睡，满脸通红。一摸孩子浑身发烫，很多家长都是心急如焚，搞不清楚孩子是不是得了什么重病，即便知道是自愈性的病毒感染，也会担心烧得厉害会不会哪里出问题。

事实上，发热虽然会让孩子不舒服，但目前并没什么证据能证明发热会给孩子造成伤害，除非是少见的热性惊厥持续状态和中暑。相反，目前还有证据说，体温升高可以减少孩子体内微生物的复制和繁殖，也可以提高人体的炎症反应，有利于致病微生物的清除，发热对孩子病情恢复其实是有利的。

民间流传很广泛的一个说法是发热会烧坏脑子，所以孩子一发热，家长就很担心，又是退热药，又是冰敷，又是洗温水澡，还有煮绿豆汤来驱寒等，中西结合无所不用。即便在美国，也有1/4的监护人会在体温不到37.8℃的情况下就给孩子使用退热药，这些都属于"发热恐惧症"的表现，国内的父母更是如此。

在这种恐惧心理的作用下，家长会作出很多不理性的事，除了上面已经提及的，还有的非要去医院让医生给孩子输液或者打退热针，个别家长甚至因为用药后体温没有立即下降而迁怒于医生。

恐惧，一部分源自未知的危险。儿童发热大部分是由普通自限性病毒感染引起的，但确实也可以是一些严重疾病的表现，对一些未知风险的担心焦虑是正常的。就算是儿科医生面对自己的孩子发热，绝大多数也一样会焦虑。对于孩子发热，医生反复强调要观察孩子的精神状态，警惕一些严重疾病的症状和表现，发现不对劲要及时就医。

但恐惧很大一部分也来自于无知，比如很多家长认为发热会烧坏脑子，发热可能会让心脏坏掉，这些无知会进一步加大家长对发热的恐惧。

为了一些未知的风险，跑医院、做化验、做检查是家长付出的代价，但这样的代价可以换来一些风险的降低，并非完全没有意义。但如果因为一些无知的恐惧让很多家长作出不理性的选择，让孩子多吃了一些不该吃的药，让孩子冒一些不必要的毒副作用的风险，引发一连串的错误，甚至命悬一线，那就真是追悔莫及了。

为了避免不必要的恐惧，我们需要明白，发热并不是一种"病"，而是应对身体状况的一种生理机制，甚至有利于对抗感染。

没有证据表明发热本身会恶化病情，发热也不会烧坏脑子。有些颅内的感染，比如化脓性脑膜炎会发热，也可以引起脑组织损伤，留下后遗症，但脑子坏了不是发热本身引起的，而是感染引起的，脑子坏了和发热都是感染的结果。

那发热会让心脏坏掉吗？发热的确会加快代谢，增加氧气的消耗量，增加心排血量，加重心脏的负担。但这点负担对健康的孩子几乎不构成威胁，更不会让心脏坏掉。但对于心脏本身有问题，存在心肺功能不全或贫血的孩子，这些增加的负担的确有可能导致心功能衰竭。所以，对存在这些基础疾病的孩子，我们要更积极的退热。对于健康的孩子，完全不用担心发热会让心脏坏掉。

　　当然，一些心脏的疾病，如心内膜炎，或者一些可能损害心脏的炎症，比如川崎病，也会导致发热。但还是那个道理，造成心脏受伤的是疾病本身，而不是发热。

　　所以请记住，发热是症状而不是疾病，有些能造成器官损害的疾病同时会有发热的症状，但发热本身不会烧坏脑子、心脏或者其他器官。

孩子发热什么时候要去医院

孩子发热，很多家长最想搞清楚的就是发热的原因。如果知道不是什么大事，担心和焦虑多多少少都会减少。

但孩子发热的原因有很多，有时候孩子发热几天，病好了也没弄清楚什么原因，这其实是很常见的。

有时候是因为目前的医学水平很难确定；有时候是因为弄清楚原因的代价很大，做检查的代价甚至比疾病本身带来的危害更大；有时候是因为弄清楚病因也做不了什么或者根本不需要做什么。

知道发热的原因自然更好，但医生有时候都搞不清楚原因，家长就更难了。但不管什么原因引起的发热，应对的原则却是一致的。对家长来说，知道如何应对发热，知道什么时候该去医院，比纠结发热的原因更重要。

如果孩子发热，首先要知道的是：不同年龄段的孩子，发热的原因和处理措施是不一样的。

孩子在新生儿期（0～28天），10%以上的发热是严重感染所致，比如菌血症、脑膜炎、肺炎等，而新生儿的免疫系统又很不完善，容易导致严重后果。在此阶段出现发热，家长最好的决定就是带孩子去医院。

1～3个月大的孩子发热，很大部分是自限性病毒感染引起的，但也有较大比例是细菌感染所致。同样因为孩子小、不安全，鉴别起来很难，医生需要做些检查才能将风险较低的那部分孩子筛查出来，家长在家是无法判断风险大小的，所以要及时把孩子送到医院。

3个月以上的孩子发热，以病毒引起的自限性感染居多，很多情况下可以在家观察护理，但如果自己没有把握，还是应该去看医生。如果选择在家观察，观察什么呢？最重要的是孩子的精神状态，关注孩子精神状态比关注孩子体温更重要，如果精神状态不好，也要去医院。

对于家长而言，判断孩子精神状态良好相对简单一些，如果孩子还有劲玩，会和大人互动，那说明精神状态还不错。但是，要让家长判断孩子精神状态不好，就没那么容易了。发热会让很多孩子昏昏欲睡，很难判断是真的精神状态不好，还是发热让孩子犯困。对于这种情况，医生有时都判断不准，更何况家长。如果自己心里没底，还是早点去医院，不要存有侥幸心理。

除此之外，如果孩子发热的同时有头痛、脖子硬、抽搐、喉咙痛、耳朵痛、身上出皮疹或淤斑、反复呕吐、腹泻等伴随症状，也应该去医院。2岁以下的孩子持续发热超过24小时，2岁及2岁以上的孩子持续发热超过3天，也应该去医院。无论任何年龄，体温反复超过40℃，或者出现其他家长自己心里没底的情况，也要去医院。

孩子发热应该首选温水擦浴吗

发热先给孩子擦个澡，用冰袋冰头。认为物理降温很有效而且没有副作用，退热应该首选物理降温，物理降温不行再吃退热药。

你是这样认为吗？恭喜你，全错了！

目前没有哪个权威的专业机构把温水擦浴当做退热的首选方式，这是为什么呢？

在美国儿科学会关于退热的最新指南里，反复强调的一点是，除非是超高热，发热不会对孩子造成伤害，相反是有好处的。有明确原因的发热，比如严重的细菌感染，自然可以针对病因进行抗感染治疗。但发热有利于提升孩子的免疫力，有利于对抗感染，除非是发热导致孩子明显不适，否则并不需要退热。发热的治疗目标是改善孩子的舒适度而不是退热。

孩子舒适度很难用客观的指标去衡量，美国专家的共识是体温在 39℃ 以上（中国指南是 38.5℃ 以上）孩子会比较难受，除外患有遗传代谢病、心肺功能疾病、癫痫等，如果孩子没有明显不舒服，健康的孩子体温在39℃以下不需要退热，自然也不需要温水擦澡和冰袋，体温超过39℃或孩子感觉明显不舒服才需要退热。

有些治疗不能退热，但可以让孩子更舒服，比如孩子感觉热的时候，减少衣物、开空调，自然可以采用。有些治疗可以退热，也可以改善孩子的舒适度，比如服用布洛芬和对乙酰氨基酚这样的退热药，不但退热效果好，还可以缓解疼痛，改善孩子的舒适度，当然也可以采用。相反，有些治疗也可以退热，但效果不好，还可能让孩子更难受，比如吹风扇、温水擦浴、贴退热贴、冰袋敷头等。

物理降温的方式很多，包括脱衣服散热、泡澡、温水擦浴、酒精擦浴、冰袋冰敷、退热贴、吹风扇、开空调等。原理是通过皮肤和外界的环境接触，借助空气、水的流动或水的蒸发将人体的热量带走，达到退热的目的。温水擦浴是用得比较多的方式，研究也比较多，我们来看看有关温水擦浴的研究。

早在1970年，有研究对两组发热的孩子分别采用温水擦浴和吃安慰剂治疗，1小时后两组间退热孩子的数量没有明显差别，当然这个研究的样本量很小，每组只有15人。其他大部分研究认为，擦浴在短时间内是可以降低体温的，但主要是在30分钟内，之后体温逐渐回升。当然擦浴的方式有很大的变数，如持续时间、水温都可能影响效果，极端一点把孩子直接泡在冷水，我相信只要有足够长的时间，不但能退热，连体温也能降没掉。

擦浴是用水和身体的温差来带走热量，温差小了没有效果，温差大了会引起身体的不适，所以这种方式是违反生理的。而且体温在39℃以上的孩子很多都昏昏沉沉想睡觉，谁会乐意这时被人用凉水擦来擦去？很多研究也都证实，和退热药几乎不会引起孩子的不适相比，擦浴会引起很大一部分孩子哭闹、寒战。

治疗的目的是让孩子不难受，温水擦浴却可能让孩子更难受，而且这种方式降温效果差，持续时间短，自然不是一个好的治疗方式。你也许会觉得我引用的研究不全面，但专业指南和各个权威机构对物理降温的评价是业内专家们在全面评估当前的研究，根据现有的证据提出的建议，我们可以看看他们是怎么说的：

★ 《中国0至5岁儿童病因不明急性发热诊断和处理若干问题循证指南》（发布时间2016年4月）

虽然在对乙酰氨基酚退热基础上联合温水擦浴短时间内退热效果更好些，但会明显增加患儿不适感，不推荐使用温水擦浴退热，更不推荐冰水或乙醇擦浴方法退热。

★ 美国儿科学会旗下的科普网站（最后更新时间：2015年11月）

大部分情况下，让发热的孩子更舒服的最方便的方式是口服对乙酰氨基酚或布洛芬，然而，有时候你可能想结合温水擦浴或只想温水擦浴。比如知道孩子对退热药过敏，或者不能耐受（罕见），可以优先选用擦浴。如果发热让孩子极度不适，或者孩子呕吐，可建议配合退热药使用擦浴。

★ 香港卫生署（最后修订时间：2013年8月）：

温水浴并不能帮助宝宝退热，但若宝宝有以下情况，很多人都会给宝宝泡温水浴来令他舒服一点：①不能服用口服药物；②服药后呕吐；③表现烦躁或非常不适。

★ 英国NICE（国家卫生与临床优化研究所）《儿童发热：5岁以下的评估和初步治疗指南》（最后更新时间：2013年5月）：

温水擦浴不推荐用于治疗发热。

★ 加拿大儿科医生协会（最后更新时间：2013年9月）

不推荐给孩子进行温水擦浴、酒精浴或擦浴。

★ 第20版《尼尔森儿科学》（出版时间：2016年）：

不认为温水浴和冷毯这样的物理方式对退热有效。

★ 美国儿科学会《儿童发热与退热药的使用指南》（发布时间：2011年3月）

把体温降到正常是不是就改善了孩子的舒适度，我们并不清楚，外部降温方式，比如温水擦浴，可以降低体温，但提高不了舒适度。

对于温水擦浴，专业机构的意见要么明确说没用，不推荐，要么说在退热药不能用的时候才可以考虑，或者在体温过高孩子非常难受的时候配合退热药用一下。

当然，物理降温方式很多，并不是所有的都不能用。正如前面所说，少穿衣服、开空调也属于物理降温的范畴，因为可以让孩子更舒服，冷就穿，热就脱；空调也一样，热就开冷气，冷就开暖气。至于冰袋冰敷、退热贴、湿毛巾裹腿这样的小面积接触皮肤的降温方式，既降不了温，又让孩子不舒服，自然应该放弃，而酒精擦浴可以短时间降温，但可能导致孩子酒精中毒，应该禁止。

温水擦浴和泡澡这样的方式，在39℃以下根本就不需要用，39℃以上也是先吃退热药，只有当孩子不能吃退热药时，才可考虑选用，或者当孩子非常难受，也就是发热所带来的不适已经大大超过了温水擦浴所引起的不适，才应该考虑加用。所以说白了就是个备胎，你把它当首选的方式就错了。

当然，接受上面的观点，首先要接受退热的治疗目标是提高孩子的舒适度这个医学界的主流观点，这其实牵涉价值观的判断，也并不是所有的医生都认同。作为家长，如果你非常担心退热药的副作用，情愿孩子忍受那些不适去获得擦浴那点降温效果，那也是你的自由。

退热贴、湿毛巾裹腿为什么这么流行

不知何时开始，退热贴已经成为发热的标配，无论大人小孩，只要发热，无论体温、状态如何，先给额头来上一贴。

朋友圈里也时不时会流传一些神奇的退热秘方，比如曾经有一篇《德国妈妈的湿毛巾裹腿退热法，退热就是这么简单》，短时间刷遍朋友圈，阅读量很快就 10 万＋了。

发热去医院，医生也可能说发热首选物理降温，多给孩子擦澡，能不吃药就不吃药。

当了爹妈最不愿看到的就是孩子生病，一看到他烧得昏昏欲睡，一摸浑身发烫，恨不得生病的是自己，要是能让孩子立即好起来该多好啊。这个时候，有人告诉你上面这些简单又神奇的方法，不打针，又不吃药，能立刻让孩子退热，家长自然很想试一试。

这些方式是怎么退热的呢？前面说过温水擦澡是常用的物理降温方式，

退热贴和湿毛巾裹腿其实也是物理降温。

退热贴说明书上说是靠水凝胶的水汽挥发带走热量，效果和用个湿毛巾放额头差不多，而事实上，别说一块还没巴掌大的水凝胶，就是把孩子泡在温水里降温效果也非常有限。

有些家长觉得用退热贴可以保护脑袋，因为他们认为发热会烧坏脑子，但事实上除非是超过 41℃ 的超高热或颅内感染引起的发热，发热并不会烧坏脑子，而且皮肤和颅内还隔着皮下脂肪、颅骨，颅内的温度会通过血液的流动而重新达到平衡，不可能通过给额头的一小块皮肤降温来降低颅内温度。

还有些退热贴里面添加了冰片、薄荷、桉叶油之类的物质，这些东西会让局部皮肤感觉凉意，但并不是真的降温。

至于湿毛巾裹腿，只不过是把毛巾从额头挪到了小腿，然后用"德国医生"和"德国妈妈"的说法"加持"了一下，就被当成一种神奇的退热方法了！

类似神奇的退热方法还有很多，比如喝黄 / 绿豆水退热、藿香正气水敷肚脐退热、小儿推拿退热、灌肠退热……

事实上，就退热而言，没有比退热药更神奇的退热方法。那为什么这么多人宁愿相信这些神奇的退热方法呢？因为这些方法符合人们心中对退热的期望：简单、奇效、绿色无副作用。

为什么这些效果差甚至无效的退热方法这么多人信呢？那是因为孩子发热大部分是由自愈性疾病引起的，即便不做任何特殊处理，到一定时间大部分孩子也会退热，这类偏方传播量一大，用的人一多，总有一部分孩子刚好是在采用了这些方法之后退热的，然后家长就想当然地认为是这些偏方见效了，自愈性疾病一直是偏方秘方大显身手之地。

给孩子吃了退热药退热，大家会觉得这是理所当然的，不值得称道，吃了退热药体温却没退下来反而觉得不能接受。但对于道听途说的偏方就没这么高的要求了，反正是抱着试试看的心理，用了后热度真退了，奔走相告，信偏方的人就来越多；用了没效果，就想着反正是偏方，没用就没用呗，又没什么明显的副作用，这就是为什么听起来偏方比退热药还神奇。

　　只不过，家长没碰到过并不等于副作用不存在，就像灌肠导致的穿孔，就像退热贴导致的过敏。温水擦澡、腿上裹湿毛巾不至于有什么风险，爱擦就擦，爱裹就裹吧，别神话它就好，至于舒不舒服只有孩子自己知道。

灌肠退热有多神奇

很早就有人和我说过，他们那边很流行灌肠退热，问我怎么看。我以为这只是一些地区特有的习惯，好像并不是什么普遍现象，也就没怎么在意。后来，又看到有家长说给孩子肛门里打小柴胡和野菊花来退热。再后来，不少人说自己那里也很兴这个，我才纳闷起来，就在网上做了个调查，引来的评论真是让人大开眼界。

调查发现，灌肠治疗在不少地区很流行，而且花样百出，不光用于发热，什么感冒、腹泻、肺炎、便秘，都给灌。灌的有盐水这样的普通液体，有亚胺培南这样的高级别抗生素，也有利巴韦林这样国内常用的抗病毒药，地塞米松这样的激素自然也不在话下，当然更少不了柴胡、板蓝根、喜炎平等常用的中药及中药注射液。

开展这项治疗的医生也说法不一，有的说吃药不见效就灌肠；有的说灌肠孩子不受罪，效果更好；也有的说灌肠更安全，甚至还打着"绿色疗法"

的旗号。我上网搜了一下，发现真有一些医药论坛里津津有味地讨论着小儿灌肠疗法，不少纸媒、网络媒体也宣传过这种疗法。

灌肠能够退热吗？灌肠（直肠给药）有何神奇，是否存在一些特别之处呢？比如像一些医生宣称的比口服药物效果要快，与退热药相比副作用少呢？

我们知道，最常用的给药方式有口服和注射两种，相比之下直肠给药并不那么常用。这是为什么呢？首先，直肠给药存在操作麻烦、药物容易外泄、吸收面积小、吸收不规则、不易控制用量等问题，有些药物本身的刺激性还可能造成局部溃疡。如果是插管灌肠，还可能引起肠道损伤，甚至出现穿孔等风险。而且，不是所有的药物都可以通过直肠给药，除非是专门为直肠给药设计的栓剂，或者药品说明书里注明可以直肠给药的才可以用。

目前安全有效的儿童退热药就是对乙酰氨基酚和布洛芬，这两种药常见的是口服剂型，栓剂也有，但比较少。

如果灌肠这么神奇，为什么厂家却不多生产一点栓剂呢，难道有钱不想赚？事实上药厂一点也不笨，因为这两种药和大部分药物一样，直肠给药没有什么特别优势，使用原则是能口服就口服。首先口服给药方便、操作简单，厂家通过加入调味剂将药品调成孩子喜欢的口味，孩子不需要承受什么痛苦就可以完成服药。对于布洛芬，有些孩子会有胃肠道不适，但一般较轻微。

医学研究已经证明，口服退热药的效果一点也不输于直肠给药，既然效果一样，口服方便、接受度好，当然优先选择口服给药了。况且，口服给药还可以根据孩子的体重精确控制用药剂量，而栓剂的剂量在出厂时都是固定的，不好根据孩子体重准确调整用药剂量，这也是退热栓不常用的原因。

至于给孩子直肠内灌入激素来退热，给药方式就不再吐槽了，糖皮质激素本来就不是退热药，中国 2008 年的发热指南都明确说了：反对使用糖皮质激素作为退热剂用于儿童退热。

药物灌肠退热不合理，退热栓也没有神奇之处，但这些都是药物降温的讨论范畴，那灌肠这种方式能不能用于物理降温呢？把凉水从肛门里打进去再让它流出来，多少是可以带走一部分热量，如果用冰水灌入，降温效果可能会更好。然而，冰水灌肠的不适感可想而知。所以，没有权威机构推荐冰水灌肠退热。

很多人可能会问，"既然灌肠退热效果不好，那为什么很多孩子一灌肠就好了呢？"一灌肠就好了当然可能会有，而且应该不会少。除了上面说的盐水本身可以带走部分热量有助降温外，另外灌入的一些药物（比如感冒药里很多含有对乙酰氨基酚），被吸收后也可以起到退热的效果。此外，人体本身就有体温调节机制，即便不吃药，温度高到一定程度绝大部分也会自己调节下来，这也是超高热很少见的原因。再有，孩子发热大部分是呼吸道、肠道病毒感染引起的，基本都是自愈性疾病，不用药大部分自己也会好，灌肠治疗后孩子退热了一点也不奇怪。

所以"灌肠退热"没有任何神奇之处，对于发热，在不适合口服退热药的时候，可以用一下退热栓，在超高热的情况下可以试用一下冰盐水灌肠。其他的灌肠方法，无论用的是什么药物，都不会对发热有额外的好处。灌肠对退热没有神奇的效果，对于其他疾病，如感冒、腹泻、肺炎也一样。相反，本来不需特别治疗或者口服药物就可以解决的问题，如果折腾孩子去灌肠，反而可能面临更多的风险。

至于抗生素，能够局部使用的情况很少，因为吸收有限而且容易产生过敏及耐药，我国的《抗菌药物临床使用指导原则》里，根本也不存在经肛门灌入这种给药方式，也没有哪种抗生素的说明书里写了可以灌肠给药。把口服药和注射针剂拿来灌肠，无一不是违规用药。至于利巴韦林这样的抗病毒药，居然被一些人拿来灌肠治疗还真是超乎想象。

无论是给药还是灌水，灌肠只是给药的一个方式。塞个退热栓不至于有什么危险，但插管打液体和药物灌肠就可能造成穿孔、出血等肠管损伤，孩子因为肠壁更薄弱，所以风险更大。给孩子用不该用的激素、抗生素，随意改变药物的使用方式，可能增加过敏、耐药风险，局部药物刺激也可能引发结肠炎，灌肠还可能改变肠道正常菌群环境，诱发肠道感染，长时间保留大量液体灌肠还可能导致孩子水、电解质紊乱，甚至死亡。

孩子发热到底怎样穿衣服

体温是由下丘脑的体温调节中枢控制的，它就像我们体温的遥控器，正常情况下它会把体温设定在37℃左右，生病时，遥控器把体温调高了，我们就要发热了。

体温调节中枢一旦把设定的温度调高，大脑就会给身体发出信号，让人感觉寒冷，然后通过神经和激素的调节让身体通过寒战来产热，同时通过收缩皮肤血管来减少散热。所以在开始发热的时候会出现寒战、手脚冰凉的情况。

等体温达到了设定温度，我们就不会觉得冷了，这时寒战减少，皮肤血管也不用收缩了，产热和散热就会维持平衡。

发热一段时间后，比如病情控制了，或者吃了退热药，体温调节中枢就可能将体温调回37℃左右，人体实际温度高于设定温度，就会觉得热，然后大脑给身体发出信号，停止寒战，同时也会通过扩张皮肤血管，启动出汗这些散热方式，以减少产热，增加散热，结果就是体温恢复正常。

孩子发热要怎样穿衣服

如果记住应对发热就是"尽量让孩子不难受"这个原则，就很容易知道答案。

孩子觉得冷的时候就给他穿盖，直到他不觉得冷为止，这其实也是帮助孩子体温尽快达到体温调节中枢设定温度的过程。家长不给他穿盖，他就要用更多的寒战来产热，消耗更多的体力。这时给孩子物理降温更是适得其反。

当孩子觉得热的时候，说明体温调节中枢已经下调了设定温度，就应该减少衣被，增加散热，帮助孩子降温。不减少衣被，热量散发不出去，体温就难以恢复正常。

发热的过程，体温会经历上坡、平路、下坡的阶段，这个过程可能会反复。上坡阶段，孩子会觉得冷，这时要穿盖衣被；下坡阶段，孩子会觉得热、出汗，这时要减少衣被。

记住冷就穿，热就脱，孩子怎么舒服怎么来。

会说话的大孩子很容易护理。但对于不会说话的婴儿，护理发热就需要家长更细心，尤其给他穿盖要小心，需要观察孩子有没有寒战，有没有手脚冰冷这些情况。如果孩子体温已经到了中枢设定点，还继续穿盖包裹，就可能无法散热，导致中暑、捂热综合征等问题。

为什么发热时感觉很热，然后出一身汗就好了

觉得热是体温调节中枢已经下调了设定温度，才会启动出汗这些退热机制，出汗是退热的一种方式，最后的感觉是出一身汗就好了。其实，是要好了才会出汗，不是出汗让你好了。

为什么我吃了退热药会出一身汗

退热药能下调体温调节中枢设定的温度，药物起效后，人体实际体温高于体温调节中枢设定的温度，就会觉得热，然后启动包括出汗在内的散热机制，结果就是吃退热药出一身汗之后，发现体温差不多恢复正常了。退热药是通过调低体温调节中枢的设定温度来引起出汗的。

退热药的是是非非

发热是孩子最常见的症状，退热最常用的方法是吃退热药。但关于退热药，父母们一定听过很多说法，也有很多困惑，比如到底要不要吃？什么时候吃？要吃哪些退热药？退热药有什么副作用……

在回答第一个问题之前，我们大人可以回味一下自己最后一次发热的感觉，我自己的体会是那时体温才38℃，就觉得世界变成了另外一个世界，头痛、浑身无力，话都不想说一句。很多大人自己发热难受的时候会忍不住吃退热药，但孩子发热的时候却以"为了孩子好"为名，不给孩子吃药让他扛着，这是不人道的。

但同时我们也要清楚，发热是症状，不是疾病，发热给孩子带来的主要问题是难受，吃退热药的主要目的是让孩子舒服一些，而不是别的。

明确了上面两点，我们就可以知道：孩子发热是可以吃退热药的，孩子发热很难受的时候，我们应该给孩子吃退热药。

那应该如何判断孩子是不是因为发热而难受呢？因为小一些的孩子不能诉说，而且每个孩子对发热的耐受程度也是不一样的，所以很难准确判断。为了便于操作，中国专业医学指南的推荐是38.5℃就可以用，《尼尔森儿科学》的建议是体温超过39.0℃用药是合理的。但这样的推荐并没有什么数据支持，只是专家们觉得到了这个温度大部分孩子会不舒服，就可以用药。

至于到个人，我的孩子如果她能吃、能玩、能睡，39.5℃我也不会给药；但如果她哭闹、烦躁不安，38.5℃我也给。对于普通家长，在孩子发热的时候按照医学指南推荐的温度（个人推荐39.0℃）用药就可以了。

对于有心肺功能不全、贫血、糖尿病或遗传代谢性疾病的孩子，因为发热会加快代谢，也会增加氧气的消耗量，产生更多的二氧化碳，增加心排血量，为避免发生心力衰竭、代谢不稳定等情况，可以在38.5℃之前用药。发热也容易诱发癫痫发作，所以有过癫痫发作的孩子也应该更早给药，但应听从医生的意见。

至于退热药的选择，无论是世界卫生组织，还是美国儿科学会、中国的发热指南，都认为布洛芬和对乙酰氨基酚是对儿童相对更为安全的退热药。布洛芬只能用于6个月以上的孩子，而且不要给频繁呕吐、脱水的孩子用，以免产生肾损害；对乙酰氨基酚可用于3个月以上的孩子，呕吐的孩子可以用对乙酰氨基酚栓剂，但过量使用也有肝损害的风险，所以不推荐在38.5℃以下给没有其他基础疾病的孩子用药。

对于如何给孩子用退热药，中国最新的指南已经不建议联合或者交替使用这两种药了；最新版的《尼尔森儿科学》也明确建议，只选用其中一种；加拿大儿科协会的建议也是不要交替使用，因为这样会增加用错药、用过量的风险，增加孩子肝衰竭的风险。美国儿科学会的指南认为联合使用退热效果可能更好，虽然没有明确说能或不能联合或交替使用，但反复强调要警惕由此带来的用错药、用过量的风险。综合这些意见，我个人还是建议只选用一种，因为联合和交替使用风险更大。

孩子发热时，心急如焚的家长往往希望孩子的体温很快就恢复正常，但其实退热药的主要目的是缓解孩子的不适，而不是让体温恢复正常。服用退热药把体温降下去了，并不意味着孩子病好了，药效过了体温还是可能会上升。所以家长不要盲目为了退热而把退热药加量，严格按照说明书的药量指导用药即可，否则会增加孩子肝肾功能损害的风险。

当医生遇到自己的孩子发热（2）

2014 年过年前，妻子休假带着孩子回娘家，走之前我感觉孩子已经有点呼吸道症状了，到娘家第二天孩子就出现高热，体温迅速升高到 40.2℃，并伴有喉咙痛和一侧耳朵痛。

这是孩子第一次不在我身边的时候生病，经过幼儿急疹那一次，以及此后的多次验证，家人终于确认我不仅是孩子他爹，还真的是一名儿科医生，在孩子的健康问题上我已经拥有了更多的话语权，所以妻子第一时间打电话给我。

和所有的家长一样，我听到自己孩子生病的第一反应也是心急如焚，但视频里只能看到她病恹恹的躺着，其他情况都不清楚，我只能让妻子继续观察女儿的体温，多休息，多喝水，物理降温（当时我也认为物理降温有效），体温太高了就给退热药。

因为孩子走之前已经有些呼吸道症状，又说耳朵痛，还刚坐了飞机，我担心是呼吸道感染合并中耳炎，就嘱咐妻子如果第二天女儿还高热的话就去医院看看。到了第二天，仍然持续高热，于是妻子带着女儿去了当地的儿童医院，血常规显示女儿的白细胞显著升高，中性粒细胞比例也高。医生通过实验室检查和查体，考虑化脓性扁桃体炎可能性较大，建议静脉应用头孢类抗生素，同时开了清开灵颗粒，妻子问我要不要给女儿输液。

我没有看到孩子，在诊断上我完全信任医生，孩子感染症状和指标都有，用抗生素应该没有问题。但依据我个人的临床经验判断，化脓性扁桃体炎病原菌以溶血性链球菌为主，首选药物是青霉素，头孢类抗生素虽然级别高，但效果未必更好，虽然孩子有高热的症状，但没有病原学基础，直接上第三代头孢类抗生素针剂在我看来还是有些过了。由于女儿的状态还不错，也能进食，于是我建议妻子先不输液，可以回家先吃之前吃过的阿莫西林观察一下。至于那个中药，了解我对中医药态度的人都知道我肯定会直接无视。

吃药当天，孩子仍然是持续高热，妻子又有些坚持不住了，还是想到医院去输液……我顶着压力叫她再坚持。到了下午，女儿的体温开始下降并趋向正常，3天后所有的症状都消失了。

那家医院是我大学及研究生实习的医院，那个医生说不定也曾经是我的带教老师，在目前的医患关系下，我也特别能理解他的用药思路。就像前面讲的，很多人到医院就是要求立马解决孩子的病痛，发热就要求早点退热，不然就要问责医生，在这种压力下，迁就患者加保护自己成为很多医生无奈的选择。

在抗生素指征很明确的时候，有很多种选择，选择更强力的广谱药物，用起效更快的静脉给药方式，短期效果又快又好，患者医生皆大欢喜。至于风险，短期内发生输液反应毕竟少见，远期产生的问题也很难关联到这次治疗上去。口服阿莫西林，有时候需要做皮试，起效慢，碰上耐药菌的机会也大，效果不好就可能被质疑，吃力又不讨好，大部分患者都不愿承担任何风险，哪个医生愿意去选择呢？

我本身不排斥输液，也不排斥使用抗生素，如果病情需要，我也会毫不犹豫地使用。我只是觉得，医生给出的方案有医生的立场，我自己的孩子我愿意为她承担一些风险，选择可能对她更好的方案。我作出这种选择是因为我自己是儿科医生，而且愿意自己承担责任。

本来医生在诊治自己或者亲人的时候会受很多感情因素的干扰，更容易犯错，如果有信任的医生，我情愿找他们去看。我自作主张也是无奈之举，因为，转换为患者的身份，医生对当前的医疗系统也有很多不信任的地方，这也是为什么大多数医生自己看病也会找熟人的原因之一。

那么那些没有任何医学知识的人该怎么办？除了学习一些常规的处理方法外，如果你没有儿科医生朋友，拿不准的时候还是应该去看医生。到了医院，除了可以拒绝那些没用还可能有害的儿科药物外（见本书相关文章），也只有相信医生。无论如何，在医学问题上，受过专业训练的医生懂得肯定比普通人多，虽然在细节处理上可能不会完美，但大体的方向不会错得太离谱。更何况，按医生的方案去做，出了问题还是找得到人负责，因为自己的选择而出了问题，眼泪只能往肚子里吞。

看到这里大家可能失望了，但这却是无奈的事实。疾病千变万化，哪怕就是发热，也可能是不同疾病、不同病情的一个表现，我分享的我女儿两次发热的经历都是不需要输液的，但不等于所有的发热都不需要输液，有些重症感染，不但要输液，还可能要住进 ICU。即便医生用心去诊断，也难免会有误诊漏诊的时候，患者通过学习可以提高一些医学知识，但要超越以看病为生的医生还是不太可能，所以相信医生比相信自己出错的机会要小很多。

要让孩子们得到更可靠、更安心的医疗服务，我们所能期望的是医疗行业能不断改进。但这需要我们一起去努力改变现状，包括整个社会信任的重建，包括患者的宽容和医生的自律，也需要科普教育，但更主要的还是医疗体制的改变。

发热要不要用抗生素

我在微博上分享了自己孩子所经历的两次发热，都是没有输液的，有人就得出了"发热不要输液"的结论。

与一感冒就吃抗生素的人相反，确实也有很多人认为孩子发热就不应该用抗生素，不需要打针、输液，应该自己在家观察，等待孩子自身免疫系统的"抵抗"。

在缺乏科学认识的背景下，我们对很多事物的态度容易走向两个极端，要么神化，要么妖魔化，比如输液、抗生素、X 线，再比如医生、医院……

有些家长听说输液、抗生素有风险，有并发症，就拒绝输液、拒绝抗生素，哪怕已经出现了严重的细菌感染；有些家长听说 X 线有辐射，就拒绝检查，哪怕是怀疑孩子骨折；有些家长听说哪里手术出事了，就拒绝手术，哪怕是不手术就治不好的病……这些都是对事物没有正确认识导致的误区。

抗生素有风险，但在抗生素发明之前，一个今天看起来很普通的感染就可能要了所有人的性命；在没有输液技术之前，很多患者甚至会眼睁睁地错失抢救的时机；在没有 X 线检查之前，很多疾病都会因为无法"猜"到明确的诊断而贻误治疗。

儿童的发热虽然很大一部分是由病毒感染所致，比如普通的呼吸道病毒感染，目前药物很难影响病程的长短，只能对症处理，但病毒感染也有些很严重的类型。先不说那些比较危险的病毒感染，比如乙型脑炎病毒，一些常见病毒感染导致的疾病也会有重型表现，比如手足口病、轮状病毒肠炎，虽然大多数可以自愈，但每年的流行季节都会有一些重型病例出现全身多器官损害，甚至危及生命。这些严重的情况有时也需要针对性用药。

有些呼吸道病毒感染后也会合并细菌感染，出现下呼吸道感染甚至肺炎，在早期也可以单纯表现为发热。很多家长都知道发热的时候要注意观察孩子有没有其他症状，比如精神状态，但这种判断还是需要一定的经验的和专业知识。发热的孩子很多都昏昏欲睡，如何区别是因为体温升高导致的活动度降低，还是本身就有神经系统症状，有经验的医生有时候都会判断错误，更何况家长。

可能很多人都知道抗生素的使用原则，能不用尽量不用，能口服尽量口服。但什么时候要用，什么时候不需要用，以哪种方式用，作出这种决策需要专业的判断，也就是说只有医生才能决定抗生素使用与否、如何使用。

儿童发热大部分情况下不需要用抗生素，所以很多家长都有没用药孩子自己好了的经验，这样的经验在网上随处可见。但医生的经验却和家长恰恰相反，因为医生每天处理大量的病例，每个医生都曾经碰到过一些严重感染需要用抗生素的病例。医生的工作很多时候是从大量的不需要用药的病例里找出少数几个需要用药的病例，因为这种病例风险更大，所以医生会对这种病例保持特别高的警惕。

抗生素虽然有副作用，但使用正确的话，还是利大于弊的。当病情需要时，医生和家长都不该犹豫，该用的时候不用就可能延误病情，最后吃亏的还是孩子。具体哪些情况要用，要由医生来决定，不是靠家长自己凭直觉、凭感情、凭所谓的"经验"来决定，更不是凭谁家老人或某位邻居的只言片语来决定。

因噎废食这个词大家都知道，但真的被"噎"到的人却很难正确的看待。经历不同，看待问题的角度也会不同。在医学问题上，医生的认识水平肯定要高于患者，作出的决策有循证依据，正确率也会远高于患者自己的判断，这就是为什么我强调要尽量相信医生。

也许很多人会说，我倒是想相信医生，可每次去医院，医生还不就是给开抗生素？担心医生乱用药，甚至是很多家长选择不去医院的一个原因。

抗生素是处方药，应该由医生来决定用或不用，但有些医生滥开抗生素也是不争的事实。即便在美国，每年为治疗呼吸系统疾病开出的没有治疗意义的抗生素处方也可达上千万份之多，中国的情况更不容乐观。

任何医学临床指南里对一个药物使用的效益和风险分析，都是从患者角度出发的。但在现实里，医生做医疗选择的时候难免会受其他因素的影响。滥用的原因有很多，有客观的，也有主观的。有时是病情复杂，很难判断是细菌性还是病毒性感染；有时可能也和医生对疾病、药品了解不够深入有关。

在医患关系紧张的环境下，当医疗决策可能影响到自己的人身安全时，为避免漏诊、误诊带来的病情延误，以及担心家长可能会找自己麻烦，医生可能更愿意选择更积极的治疗，把可疑的细菌感染当成细菌感染来治疗，让自己安心一点。这些是我们短期内无法改变的现实，所能做的便是找到更值得信任的医院和医生。

家长应具备哪些给儿童使用抗生素的常识

不要自行给孩子用抗生素

抗生素是处方药，按说家长是没有条件自己给孩子用的。但因为国内的处方药管理不那么严格，没有医生开的处方，很多药店也会卖抗生素。孩子一发热咳嗽，一些迷信抗生素的家长就自己去药店给孩子买抗生素；有的时候是上次医生开的抗生素没吃完，这次孩子病了，家长觉得上次是吃这个药好的，这次再吃点试试；有的甚至是家长上次自己吃剩的，这次孩子病了，也给孩子吃着试试。这里我要强调，抗生素用或不用，如何用，应该由医生作出决策，家长不要自行给孩子用抗生素。

不要要求医生给自己孩子用抗生素

医生的决策会受家长表现的影响，尤其是在国内这种医患关系下。如果孩子去看病，家长主动要求医生开点抗生素，讲原则的医生会向家长解释，并坚持自己的医疗原则，但也有不少医生会为了减少不必要的口舌，或者避免不必要的麻烦，满足家长的愿望。

因为医疗有很多不确定性，即便医生觉得不是细菌感染，可以不用抗生素，但家长都主动要求了，医生不开，万一真的有什么问题，医生就说不清了，所以会干脆从了家长。

但事实上，国内抗生素本来就滥用得很严重，你不用太担心医生不给孩子开本应该开的抗生素，你更多的是要担心医生开本可以不开的抗生素，医生如果没给孩子开抗生素，那是他真的认为没必要。

不要拒绝医生给孩子开抗生素

很多东西都是双刃剑，在抗生素发明以前，一些普通的感染就可能夺走孩子的生命，抗生素问世以后，无数人的生命因它得到了拯救。但抗生素的滥用也带来了很多危害，过敏、腹泻、耐药等问题也在危害着人类的健康。

正确使用，抗生素可以造福于人类，但滥用也会危害人类健康。很多人对抗生素的使用缺乏正确的认识，要么神话，比如主动要求医生开抗生素；要么妖魔化，比如拒绝医生开抗生素。

需要用药而没有及时用药，就可能导致感染扩散，延误病情，甚至导致病情加重，危害孩子的健康。国内滥用抗生素虽然很严重，听医生的意见吃抗生素有被滥用的可能，但作为普通家长，并没有能力去分辨哪些情况该用，哪些情况不该用，如果该用而没有用，产生的风险会更大，所以还是听医生的更安全。

近些年，医院抗生素使用的管理还是严格了很多，尤其是 2012 年出台"史上最严限抗令"后，抗生素滥用的现象已经有了明显改观。

当然上面所说的三个要点也可以总结为一句话：抗生素的使用听医生的，不要自己给孩子用抗生素。

发热抽筋，不是做得越多越好

孩子发热就怕抽筋，抽筋就怕抽坏脑子，因为对发热抽筋的担心，很多家长对发热充满恐惧，以至于孩子一发热，家长就会想尽一切办法给孩子退热，吃退热药，冰袋冰头，贴退热贴……这些担心有必要吗？这样做有用吗？关于发热抽筋，父母们需要知道哪些？

所谓的发热抽筋，医学上称为热性惊厥，是指由发热引发的抽搐，以前认为是高热引发的，所以称为高热惊厥。但事实上，只要体温高于38℃都可能发生惊厥，而不只发生于高热状态，所以叫"热性惊厥"。惊厥多见于体温上升阶段，每100个孩子里大约有4个孩子会遇到热性惊厥。

别人家孩子发热不抽，为什么我的孩子会抽？热性惊厥的原因现在还不那么清楚，比较明确的是和遗传素质有关，直系亲属有热性惊厥史的，孩子发生热性惊厥的风险就会高一些，此外热性惊厥主要发生在 6 ～ 60 个月之间的孩子，可能和孩子还处于一个神经发育不成熟的年龄段有关。

　　孩子发热惊厥时，往往全身僵直、四肢抽动、双眼翻白、意识不清，甚至口吐白沫、大小便失禁，每个家长看到孩子这个样子都会惊慌失措，有的家长按住孩子不让他抽，有的去掐人中，有的往孩子嘴里塞东西来防止咬伤。但慌乱不会对孩子有任何帮助，也不是做得越多就越好，这些错误的做法不但对孩子没有任何好处，还可能造成不必要的伤害。

　　正确做法是让孩子在床上或安全的平地躺下，解开衣领，可以让孩子头侧着或者侧卧，以防呕吐时误吸呛咳窒息。抽筋一般不会咬伤舌头，即使咬伤也会很快长上，所以不要往孩子嘴里塞东西或给药，强行掰开孩子嘴可能造成损伤，塞进去的东西可能损伤牙齿或堵塞呼吸道引起窒息。相反，抽搐时如果孩子嘴里有东西，可能的话还应该轻柔地取出。按住孩子、掐人中都阻止不了抽搐，反而可能造成损伤。

　　与其慌乱的做这些有害无益的事，不如镇定下来记录一下孩子抽搐的时间，如果内心足够强大，还可以拿手机把孩子抽搐的情形录下来，好让医生判断病情。大部分的热性惊厥持续时间很短，通常不到1分钟，90%在5分钟内自发缓解，如果持续超过5分钟，需要就近就医或者打120求救。如果既往有过30分钟以上的热性惊厥的孩子，再次出现长时间发作的可能性较大，一旦再次发作，应尽早就诊，使用止痉药终止抽搐。

　　无论抽搐持续多久，抽搐结束后最好还是去医院检查一下，如果最后确认是简单型热性惊厥，一般无须特别处理，但医生需要检查一下发热的原因，尤其要排除一下颅内感染的可能，1岁半以内的孩子可能需要做腰穿，是否需要进一步做其他检查需要医生检查孩子后再决定。

　　热性惊厥看起来很吓人，小部分孩子惊厥的时候会摔倒或者呛到，但绝大部分的热性惊厥不会对孩子造成伤害，也不会影响孩子的脑子以及智力发育，长大了学习也不会比别的孩子差。

　　热性惊厥本身不伤害孩子，只不过有热性惊厥的孩子远期出现癫痫的风险略高于普通人群。总体来讲，大约2%的热性惊厥会发展为癫痫，复杂型概率更高，这种趋势是由孩子的身体条件，尤其是遗传素质决定的，不是热性惊厥直接导致的，药物治疗也改变不了这种趋势。

即便这样，鉴于孩子热性惊厥时可怕的样子，很多家长还是想知道应该怎么去预防。可惜的是，孩子是否会再抽取决于孩子自身，目前没办法改变。发生热性惊厥的年龄越小，再次发生的可能性越大，首次热性惊厥时不到1岁，再次发生的可能性大约为50%，直系亲属有热性惊厥史的，再次发生热性惊厥的风险更大。

每个孩子在其成长过程中都要经历发热，家长没办法控制孩子完全不发热，也没办法控制孩子是否遇到，或者什么时候遇到热性惊厥，孩子出生后家族遗传因素亦没办法改变，所以没什么好办法去预防，唯一能做的是等孩子长大，3岁以后发生热性惊厥的机会就小了，5岁以后就更少了。

因为叫热性惊厥，很多家长，包括一些医生都认为应该积极退热，但事实上研究已经证明，包括布洛芬和对乙酰氨基酚在内的退热药，都预防不了热性惊厥的发生，原因可能是惊厥主要发生在体温变化阶段。热性惊厥的孩子本来就不是每次发热都会发作，不能说这次服用退热药没发作，就认为退热药能预防热性惊厥。如果孩子1岁以内每次发热都抽搐，那可能不是简单的热性惊厥，需要找专业的儿科神经专科医生看看。

预防不了惊厥并不是说就不要吃退热药，如果孩子体温超过39℃且明显不舒服，该用药还是要用药，发热该怎么处理还是怎么处理，不需要为预防热性惊厥额外做什么，做了也没用。

如果孩子抽搐的时间比较长，医生可能会用地西泮静脉注射、咪达唑仑肌内注射等方式止痉，预防性使用这些药可能可以降低再次抽搐的风险，但因为热性惊厥本身不会对孩子造成什么伤害，而这些药物发生副作用的几率较大，所以没必要使用。

大部分的热性惊厥都是简单型，但复杂型热性惊厥，也就是持续时间超过15分钟，局部的、不对称的抽搐，24小时内反复抽搐，这种类型发展为癫痫的机会要大一些，是否需要预防性使用抗癫痫药物，需要儿科神经专科医生进行评估后再决定。

（本文特别鸣谢北京大学第一医院姜玉武教授的专业指导）

35

裴医生贴士：孩子发热的十大误区

发热是孩子最常见的症状，是父母们最关注的问题之一，也是流言和传说的集中地，集中总结一下最常见的发热十大误区，看看你犯过没有。

发热是一种病

发热本身不是疾病，而是疾病的一个症状。有发热这个症状的疾病很多，最常见的是感染性疾病，从普通感冒，到严重的脓毒血症，都可能会有发热。吃退热药把体温降下来，并不意味着病就好了。

可根据体温来判定病情

低热可以是普通感冒，也可以是肺结核，高热可以是幼儿急疹，也可以是脑膜炎。体温的变化规律对疾病的诊断有一定参考意义，6个月内的孩子发热体温越高，出现严重疾病的风险越大。但是发热时体温的高低和病情严重程度并不成正比，相对于体温，孩子的精神状态对于病情的判断更有意义。

发热要赶快退热

发热是人体应对感染的一种防御机制，对病情恢复有好处。对总体健康的孩子来说，在引起孩子明显不舒服之前（一般认为39℃）不需要降温。

发热会烧坏脑子

人体的体温受下丘脑体温调节中枢控制，发热时体温很少会超过41℃，所以发热不会烧坏脑子。"发热会烧坏脑子"这种误区的形成有可能是脑膜炎引起的发热，导致问题的是脑膜炎本身而不是发热。体温超过41℃多半是因为中暑或者捂热导致孩子无法散热，前者比如把孩子忘在停在室外的车里。

发热不用药不会退热

儿童疾病以呼吸道、肠道病毒感染多见，大多会出现发热，大多也是自愈性疾病，病程过了体温就会恢复正常。每个孩子都要经历发热，在现代药物产生之前人们基本是靠自愈繁衍下来的。但大部分能自愈不等于就不需要用药，在发热很难受时，退热药能改善孩子的舒适度，有严重细菌感染时，抗生素能提高孩子的存活率，但前提是抗生素的使用必须是由医生根据病情决定的。

吃了退热药体温应该马上降至正常

退热药起效一般需要半个小时到1个小时，起效后体温一般可以下降1～1.5℃，但不一定降到正常，退热药持续时间为4～8小时，药效过了体温还是可能再度上升。吃退热药的目的不是让体温正常，而是减轻发热带来的不适。

退热药可以预防热性惊厥

孩子发热是否惊厥和用不用退热药没有关系，而和孩子本身的体质有关系，热性惊厥主要发生在体温的变化阶段，目前的研究都证实退热药不能预防热性惊厥。

孩子发热睡着了也要把他弄醒喂退热药

服用退热药的目的是让孩子更舒服，但既然孩子睡着了，他就基本感受不到不适，所以就不需要弄醒了孩子喂药，睡着了总比醒着舒服。

发热了输液退热快

输液主要用于严重细菌感染、不能进食、中重度脱水等情况，而非专门针对退热。儿科门诊需要输液的情况很少，输注抗生素或者补液也不会比吃退热药退热更快。常用的"退热针"赖氨比林，在退热速度上虽然比口服退热药快，但没有口服退热药安全，12岁以下儿童还有发生瑞氏综合征的风险。需要退热时首选口服退热药。

清热解毒的中药可以退热

目前没有哪种中药被证实能够退热，包括藿香正气水敷肚脐，因为发热本来就是很多自愈性疾病的症状，不能因为孩子退热了就认为是这些药物起了作用。

关于发热的误区虽然很多，但是只要家长记住"发热对孩子病情有利但会引起不适，关注孩子精神状态，警惕一些严重疾病，孩子怎么舒服怎么来"这些原则，就很容易避开这些误区。

如何应对孩子发热

　　之所以用了这么大的篇幅写发热，是因为发热是孩子最常见的健康问题，是让家长焦虑最多的问题，也是误区最多的问题。看了前面那么多关于发热的文章，相信大家对发热会有更深入的理解。这篇文章就系统总结一下如何应对孩子发热。

　　发热是指孩子体温（肛温）高于38℃。导致孩子发热的原因有很多，感染、炎症、肿瘤，以及代谢免疫等原因均可引起发热，不同年龄段的孩子发热的原因和处理措施也不一样。

　　如果孩子还不到3个月，发热了就应该去医院。3个月以上的孩子，如果在家观察，判断孩子精神状态很重要，如果精神状态不好也要去医院。如果根据自己的判断选择在家里观察，又该如何对待发热呢？

　　孩子发热家长焦虑是正常的，儿科医生面对自己孩子发热也一样会焦虑，但我们不要因为焦虑和担心就作出不理性的选择，比如自己给孩子吃抗生素，或者跑到医院要求医生给孩子打针。对于病毒感染来说，你急或者不急，总还是要烧一段时间。

孩子的发热比成人频繁很多，原因是孩子的免疫系统不完善，没接触过的细菌、病毒都容易造成感染，所以容易发热。发热是免疫系统起作用的表现，孩子的免疫系统正是在和病菌接触的过程中不断完善的，等孩子大了，发热的频次也会越来越少，所以发热是孩子成长过程中不可避免的。

在所有的退热方式里，退热针起效最快，但并不安全；物理降温很安全，但几乎没有效果，还可能增加孩子的不舒适感；服用退热药是所有退热方式中最为安全有效的，所以退热首选服用退热药。

退热药效果虽好，但并不是孩子一发热就必须吃退热药，吃退热药的主要目的不是退热而是让孩子更舒服。中国指南推荐是体温达到38.5℃就可以服用退热药，《尼尔森儿科学》的建议是体温超过39.0℃用药是合理的，但这样的推荐并没有什么数据支持，只是专家觉得到了这个温度大部分孩子会不舒服，就可以用药，所以最主要还是看孩子的精神状态。

因为退热药也可能产生副作用，不推荐在38.5℃以下给没有其他基础疾病的孩子用药，但对有心肺功能不全、贫血、糖尿病或遗传代谢性疾病的孩子，因为发热会加快代谢，也会增加氧气的消耗量，产生更多的二氧化碳，增加心排血量，为避免心功能衰竭、代谢不稳定等情况，可以在38.5℃之前用药。发热也容易诱发癫痫发作，所以有癫痫发作史的孩子也应该更早给药。

布洛芬和对乙酰氨基酚是对儿童相对更安全的退热药，布洛芬只能用于6个月以上的孩子，而且不要给频繁呕吐、脱水的孩子用，以免产生肾损害。对乙酰氨基酚可用于3个月以上的孩子，对呕吐的孩子也可以用栓剂。安乃近可能导致中性粒细胞减少，阿司匹林类退热药可能影响血小板，还可能增加瑞氏综合征的风险，均不推荐在儿童中使用。

布洛芬和对乙酰氨基酚联合使用虽然退热效果更好，但联合或者交替使用会增加用错药、用过量，以及孩子肝肾功能损害的风险，故建议只选用其中一种，不推荐联合或者交替使用。用药量和方法参考说明书使用即可，不要自行减量或加量。

退热贴并不能退热，温水擦浴这样的物理降温退热效果有限，还可能增加孩子的不适，如果不是因为穿太多衣服、中暑等体温过高的情况，不建议使用。因为孩子皮肤娇嫩，酒精可能经皮吸收引起中毒，故不能为发热的孩子进行酒精擦浴，也不要自己在家给孩子吃抗生素。

发热伴随代谢的增加，水分需求增大，无论是否使用药物，都应该让孩子多喝水，不愿意喝水的孩子也可以试试淡一点的果汁，如果出汗过多，为避免脱水，可以给孩子喝口服补液盐。

穿衣服要穿轻薄能吸汗的，冷的时候可以加衣被，热的时候可以开空调，衣被的厚度和室温的高低以孩子感觉舒服为宜，不能给发热的孩子捂汗。

自己在家处理最重要的还是要观察孩子的精神状态，觉得精神状态不好就应该去医院，如果孩子发热的同时有头痛、脖子硬、抽搐、喉咙痛、耳朵痛、皮疹或淤斑、反复呕吐、腹泻等伴随症状，也应该去医院。2 岁以下的孩子持续发热超过 24 小时，2 岁及 2 岁以上的孩子持续发热超过 3 天也应该去医院。任何年龄体温反复超过 40℃，或者出现其他自己心里没底的情况必须要去医院。

总结下来就是，发热对孩子病情有利但会引起不适，应对发热要注意孩子的精神状态，警惕一些严重疾病的表现，让孩子多喝水，体温超过 39.0℃或孩子明显不舒服时可以服用退热药，发现不对劲、心里没底的情况就去医院，至于其他的事情，孩子怎么舒服怎么来。

孩子常见问题的应对

除了母乳之外，对于健康的孩子，没有特别的食物能提高免疫力。

有些家长觉得肚脐是一个重要的部位，不能清洗，否则会生病。事实上清洗肚脐是安全的，长时间不清洗反而容易让污垢残留诱发脐炎。

治疗咳嗽的关键是针对病因治疗，有时需要等时间，如果不是医生的建议，不要给 4 岁以下的孩子吃止咳药。

无论是对正常的孩子还是有疾病的孩子，都不能指望绑腿来让孩子的腿变得又长又直，绑腿有害无益。

哪些食物能提高孩子的免疫力

　　"哪些食物能提高孩子的免疫力"，这个问题是知乎上一位网友提出的。在这里，我要解释一下，通常大家认为的免疫力是指人体抵抗感染的能力。免疫力一方面是天生的，我们大部分人都有健全的先天免疫系统，有先天免疫缺陷的只是一小部分孩子，先天免疫缺陷的孩子不能靠食物来完善或者提高免疫力。

　　免疫力也需要后天完善，孩子出生后接触各种微生物，免疫系统在和各种病原体接种的过程中产生相应的抗体、淋巴因子等，能提高孩子的免疫力。孩子在成长的过程中会经常生病，生病让孩子难受，但往往也是免疫系统激活、提高的过程。

　　为了避免一些烈性感染性疾病造成的损伤或严重后果，我们也可以通过疫苗接种来产生相应的抗体，疫苗接种是提高免疫力的有效方法。

　　国人比较迷信一些食物能产生神奇的功效，比如提高免疫力，所以很喜欢给宝宝吃补品、保健品，但事实上，食物对于免疫力的主要作用在于满足身体的营养需求。

均衡的饮食，保证孩子生理需求和生长需求的营养成分，让孩子避免出现营养不良，避免出现特殊元素缺乏，可以避免孩子免疫力的降低。

所以我们要按时添加辅食，宝宝到了 6 个月后要添加辅食，尤其是铁含量高的食物，否则孩子会出现缺铁性贫血，影响一些酶的活性，会增加感染的风险。偏食的孩子，比如只喜欢素食的孩子也可能出现锌缺乏，会增加腹泻等疾病的风险，所以要尽量避免孩子偏食。

如果实在要找一种能提高免疫力的食物，那就是母乳了。对新生儿和婴儿来说，母乳的营养成分最均衡，而且有一些活性免疫成分，比如益生菌，以及一些酶、抗体、上皮生长因子等，可以提高孩子的抗病能力。已经有研究证实，母乳喂养可以降低孩子腹泻、中耳炎、上呼吸道感染等疾病的风险。

对于其他食物，主要的功能就是提供营养，就营养成分而言，没有哪种成分是某一种特定食物所独有的，也没有哪种食物是不可替代的，所以不能对某种食物寄予过多不切实际的功效，包括提高免疫力，否则它就是药品而不是食品了。

除了母乳之外，对于健康的孩子，没有特别的食物能提高免疫力。补品、特殊的营养保健品，比如人参、鹿茸之类，同样提高不了孩子的免疫力。

另外，免疫力强并不代表免疫功能好，对于免疫功能紊乱导致的自身免疫性疾病，免疫力越强，后果反而越严重。对于孩子的免疫问题，我们的目标是维持免疫功能的平衡，而不是盲目追求强大的免疫力。

囟门问题，看这篇就够了

孩子出生后，家长可能都会注意到，孩子头顶上有两块软塌塌的地方，这就是囟门，前囟的形状有点像钻石，后囟的形状像三角形。

出生时囟门有大有小，随着年龄的增长会逐渐缩小直至最后闭合。后囟比较小，有的在出生时都已经闭合了，如果没闭合，通常会在出生后 6 ～ 8 周时闭合。前囟出生时大小约 1 ～ 3cm，闭合时间个体差异也很大，平均在 18 个月时闭合，但早的可以在 9 个月闭合，晚的可以到 2 岁闭合。

囟门大小和闭合问题

囟门一直很小，或者很早就闭合了，可能和颅缝早闭、小头畸形等问题有关。囟门比较大，持续不缩小，可能和早产、脑积水、佝偻病或一些染色体异常相关畸形有关。囟门大或者小，闭合早或者晚，可以是生理性的个体差异，也可以是一些疾病的表现，是否有问题，不能单纯看囟门，还要根据其他情况综合判断，如果担心就找儿科医生看看。

囟门凹凸的问题

囟门通常是稍凹的，孩子剧烈哭闹、躺下的时候囟门也可能会稍凸起，如果孩子安静下来或者竖着抱起来就恢复那就证明没事。但如果孩子被竖着抱而且安静的时候囟门还是明显膨起，那要警惕脑积水之类的问题，需要找医生看看。孩子拉肚子的时候，囟门可能会明显凹陷，对于腹泻的孩子，医生也会通过观察囟门来判断孩子是不是有脱水。

要不要戴帽子

囟门摸起来软塌塌的，感觉下面就是大脑，很多人担心会冻到大脑，不管孩子是哪个季节出生的，哪怕是大热天也要给孩子戴个帽子保暖。

其实帽子的穿戴和穿衣、穿袜一样，遵照舒适的原则就好。囟门也就那么大，外面还有头皮，就算这几厘米的地方没有骨头的保暖，大脑里的血液流动也会带来新的热量，不会因为没有盖住囟门就冻坏脑子的。天冷的时候大人戴帽子，宝宝自然也可以戴，但没必要为保护囟门做额外的保暖措施。天热的时候，大人自己吹空调、扇扇子，给孩子却戴个帽子是不人道的。

囟门清洗的问题

因为囟门这里没有骨头，很多家长认为碰到这里会损伤大脑，所以不敢碰孩子囟门，洗头的时候也特意避开这个部位。

相对有颅骨保护的部位来说，囟门肯定更薄弱，但毕竟外面是有头皮的，周围也有颅骨，不至于娇嫩到不能触碰和清洗的程度，要知道生孩子时产道挤压的力量远大于家长洗头时候的力量。抚摸和洗头是不会伤害孩子大脑的，长时间不清洗倒是可能引发一些皮肤问题。

乳痂的问题

有的家长可能也会发现孩子头皮上有些黄黄的脏东西，大家一般叫它"乳痂"，医学上称为婴儿脂溢性皮炎。很多人看到这些脏兮兮的东西会认为和没给孩子好好洗头有关，但事实上乳痂发生的原因不是很清楚，有人推测可能是因为受妈妈身上带来的激素的影响，导致皮脂腺分泌旺盛所致。

　　乳痂看起来难看，但一般不痛不痒，可以正常洗头，对孩子也没什么额外影响，一般过段时间会自己慢慢消失，所以不做处理也可以。如果嫌难看，洗澡的时候可以用温和的洗发水和软刷多清洗一下，也可以先涂点石蜡油再用洗发水清洗。不要用指甲或其他硬物去刮乳痂，因为容易损伤头皮引发感染。

关于孩子肚脐的烦恼

脐带是连接母亲和孩子的纽带，脐带的结扎离断，标志着孩子作为一个独立的个体，开始了自己的生命之旅。脐带残端也往往是孩子的第一个开放性伤口。

在以前医疗不发达的时候，很多孩子都是在家出生，由于脐带处理不规范等问题，脐部感染的发生率很高，甚至发生破伤风感染，让很多新生命折戟在起航之初。随着医疗的进步，家庭分娩越来越少，脐带处理越来越规范，这样的悲剧越来越少。

但是，脐部的护理仍然让一些家长头痛，到底应该如何护理宝宝的肚脐呢？

预防感染

感染是脐部最常见的问题，感染最常见的症状是红肿、渗液、触摸哭闹。

脐部之所以容易感染，主要是因为结扎后伤口的存在，而脐带里有脐动脉和静脉，生后虽然血流没了，但管腔结构还可以存在 10～20 天，这就为细菌的入侵提供了很好的途径。细菌入侵感染可以造成轻微的脐炎，也可以是脐部蜂窝织炎、腹膜炎、门静脉炎，甚至引发败血症导致死亡。为减少感染的风险，一方面要规范脐部结扎，另一方面要加强脐部护理。

在被结扎后，脐残端由于失去血流会逐渐干枯，然后脱落。在脱落之前，保持脐部清洁和干燥很重要。清洁可以减少细菌的沾染；干燥一方面可以减少细菌的繁殖，另一方面可以加速残端的脱落。清洁干燥是世界卫生组织和美国儿科学会推荐的原则。

保持清洁、干燥的方法是让脐部尽量不要沾水，用擦浴来代替洗澡。尽量不要把尿片包到肚脐以上，以免被尿液浸湿。世界卫生组织这个推荐是基于当时的证据认为局部使用消毒剂与脐带干性护理及安慰剂比较，未发现脐带感染率有何差别。但推荐时证据不那么充分，为谨慎起见，建议在细菌感染风险高的地区，也就是发展中国家，按照当地惯例使用消毒剂为好。

脐部出血

除了感染，脐部偶尔也有出血的情况。残端脱落前出血多半是衣物或尿布磨蹭刺激脐残端所致，有时是因为残端结扎得不够紧，也有少部分是因为孩子凝血功能异常或局部感染引起。也有些孩子在残端脱落时会有点出血，少量出血一般以纱布压迫就可以止住，如果出血不止也要尽快找医生处理。

残端脱落之后

脐残端大部分在生后 1～2 周内脱落，也有些更迟一点的。如果到了 2 个月还没脱落，就要让医生检查一下，有些是因为结扎不够紧。残端脱落后，有些孩子的脐窝会有个小创面，大部分 10 多天就可以愈合。在完全愈合前可能会有少量液体分泌，可以用棉签蘸碘伏或酒精清洗一下。如果创面不愈合而是有些颗粒状的红色肉芽，就需要找医生处理。

有些孩子脐窝持续有分泌物，如果是脓性分泌物，可能是感染引起的，要找医生处理。如果有气体或粪水流出，可能是卵黄管残留所致的脐肠瘘，那是因为肚脐和肠子相通；如果流出的是清亮液体，可能是尿液，那是因为脐尿管未闭合导致肚脐和膀胱相通。也有一些是因为脐窝里有小的脐茸（也称为脐息肉），因其表面的黏膜有分泌功能，会持续产生液体。这些都是需要通过手术来处理的。

因为现在不少医院都不再采用传统的线扎脐残端，而是用一个很小的塑料环套扎。有些孩子脐窝比较深，有时残端脱落后塑料环仍然留在脐窝里，也会引发异物反应产生分泌物，需要仔细检查。

误区

关于肚脐，民间还有些误区。有些老人听见孩子肚子咕咕响，认为是肚脐进了风，要用针扎孩子才能好。然而事实上这是正常的肠鸣音，是肠子里气体和液体流动的声音。

有些家长觉得肚脐是一个重要的部位，不能清洗，否则会生病。事实上清洗肚脐是安全的，长时间不清洗反而容易让污垢残留诱发脐炎。

孩子出汗和尿床要紧吗

"孩子6岁半了，还尿床，晚上睡觉刚入睡半个小时出汗很厉害，是肾虚吗？该检查检查什么吗？"

这是我收到过的一个问题，出汗和尿床是比较常见的问题，又不是三言两语能说清的，所以专门写这篇文章来回答，期望能对被这两个问题困扰的家长有所帮助。

出汗多

出汗是人体调节体温的一个重要方式，是生理现象，当外界温度高了，出汗就多了。每个人体质不一样，在相同的温度下出汗的情况也会不一样，大人如此，孩子也如此。另外相对于大人而言，孩子的新陈代谢更旺盛，出汗也可能比大人更多。

孩子睡觉时出汗多也很常见，原因不是很清楚。有人认为和孩子睡眠模式有关，在深度睡眠阶段，呼吸、心跳下降，肌肉放松，有的人就会出汗。孩子的深度睡眠比大人多，所以睡觉出汗也常常比大人要多。

在高温环境下大部分人都会出汗。如果觉得孩子出汗特别多，首先要检查一下房间温度和孩子穿衣盖被的情况。大人常常喜欢用自己的观感来判断孩子的适宜环境温度，尤其是家里的老人。事实上孩子代谢旺盛，比大人更怕热，给孩子穿盖太多的结果是被子很快被踢开，结果是什么都盖不住，还不如换个薄的。对于婴儿来说，过热还会增加婴儿猝死综合征的风险。

如果排除了环境温度的原因，还是觉得孩子特别爱出汗，那就要注意一下有没有别的症状。比如：佝偻病的孩子除了出汗多，还会有精神和骨骼的表现；先天性心脏病的孩子容易出汗，但往往也会有口唇发绀、气喘等表现；如果是甲状腺功能亢进，也容易出汗，但同时可能会有甲状腺肿大、消瘦等症状。

如果孩子只是在睡觉的时候特别容易出汗，同样需要注意有没有伴随症状，比如低热、打鼾等。一些肿瘤、慢性感染可能导致低热、代谢上升，导致出汗增多；鼻炎、腺样体肥大等问题让孩子睡觉时呼吸费力、睡眠障碍，也会导致出汗增多。

如果有伴随症状，要及时找医生就诊查找原因。如果没有，孩子单纯出汗多一点是正常的，则不必过分在意。

尿床

一般到了 5 岁，孩子基本都能自己控制大小便，但尿床仍然比较常见。5 岁的孩子 1/5 还会尿床，7 岁的孩子还有 1/10 会尿床，到了 10 岁还有 1/20 会尿床。有尿床家族史的孩子也容易尿床；男孩、多动症的孩子，出现尿床的机会更高。但和出汗多一样，尿床的原因也不是那么清楚。

可能有的孩子膀胱容积比较小，装不下那么多尿液；有的孩子因为抗利尿激素分泌得少一点，晚上产尿比较多；有的孩子睡得特别沉，以致膀胱涨得厉害也不会醒，这些都可能导致尿床，但很难确定具体原因。一般认为，孩子的膀胱、神经系统或者两者之间的协调控制能力，因为体质的差异落后一些，这才是尿床的主要原因，大部分和疾病没有关系。

也有少部分孩子的尿床可能和疾病有关系。比如便秘的孩子，直肠里粪块可能对膀胱造成压迫，导致膀胱容积变小，进而容易尿床；泌尿系感染也可能导致尿路刺激，出现尿床。如果孩子尿床的同时有尿急、尿痛、血尿，要去找医生看看。另外，尿床也可能是阻塞性睡眠呼吸暂停综合征的一个表现，如果孩子有打鼾，也要早点找医生看看。

特别要指出的是，如果孩子到了可以控制排尿的年龄，但在白天清醒的时候也有尿裤子，那多半有问题，需要去看医生，排除一些先天性的泌尿系统和神经系统疾病。如果孩子以前都很好，或者之前半年内都没有这种情况，而现在突然开始尿床了，也要警惕是不是继发了糖尿病之类的疾病。

如果没有别的伴随症状，尿床一般会随着年龄的增长逐渐好转、消失，所以家长不必紧张。孩子尿床了需要清洗被褥，可能会让家长很烦，也可能让孩子感觉尴尬、自卑，所以还是需要干预。

裴医生贴士：孩子尿床时，
建议家长这样做

★ 不责怪：记住尿床不是孩子的错。

★ 告诉孩子尿床是怎么回事：让他知道尿床不是他的错，长大了大部分会自己好。

★ 不让家人嘲笑他：不要让家里其他人，尤其是兄弟姐妹嘲笑孩子，让他们知道这不是他的错。

★ 照顾孩子的感受：如果你不把尿床当什么大事，同时告诉孩子别的孩子很多也尿床，孩子就没那么大心理压力。

★ 保护床铺：可以在被单下盖个塑料布保护床垫以免尿湿。

★ 让孩子来帮忙：鼓励孩子帮忙换被子床单，有助于提升他的责任感，但如果孩子把这视作一种惩罚就不要这样做。

★ 睡前步骤：上床前上厕所，不大量喝水和饮料。

★ 试着叫醒他去尿尿：睡了 1～2 个小时去尿一次可以帮助孩子整夜不再尿。

★ 让孩子避免食用含咖啡因的饮食，如咖啡、茶、巧克力等，因为咖啡因可能促进膀胱的活动。

★ 如果孩子便秘，可以吃点软化大便的药物，如乳果糖之类。

★ 家长要清楚孩子日常排尿和排便习惯。

★ 让孩子保持乐观：没尿床可以奖励，尿床了要安慰支持，不惩罚。

孩子尿床家长确实很烦，但睡觉尿床是不自知的，孩子自己也不想尿床，要帮助他而不是惩罚他，否则只会增加孩子的精神压力，反而不利于纠正。

孩子咳嗽怎么办

　　大家可能也有这种经验，喝水时不小心呛到了，然后忍不住咳嗽，这是因为水进入了呼吸道，呼吸道受到刺激，通过神经把信号传给大脑，大脑分析后作出反馈，指令身体作出咳嗽的动作，通过咳嗽，呼吸道里产生强大的气流，把呛进去的水冲出来。

　　如果没有咳嗽，这些水就可能停留在气道里出不来，甚至跟着吸气的动作流进肺部。通过咳嗽，把不该进入气道的水排出，保证了呼吸道的通畅，避免了气道堵塞、继发感染等风险。

　　除了呛水、气管异物这样的机械性刺激，引起咳嗽的原因还包括化学性和炎症性刺激，化学性刺激如吸入烟雾等刺激性气体，孩子偶尔咳嗽几声，可能是呼吸道对空气的变化有点反应，不一定有什么问题；炎症性刺激包括病毒、细菌、支原体等微生物的感染引起的炎症反应，还有哮喘这样的由过敏和感染等因素共同导致的慢性炎症，炎症刺激也是最常见的引起咳嗽的原因。

孩子偶尔咳嗽几声，可能是呼吸道对空气的变化有点反应，不一定有什么问题，再加上儿童期感冒这样的呼吸道病毒感染很常见，感冒好了咳嗽也慢慢自己就好了。病毒感染也是孩子咳嗽的主要原因，孩子咳嗽大部分不用紧张。

呛水了，通过咳嗽可以把水咳出；呼吸道感染了，呼吸道的分泌物、坏死脱落组织增多了，形成痰液，通过咳嗽可以把痰液排出，有利于感染的恢复。所以咳嗽对呼吸道是有保护作用的。此外，咳嗽也是反映呼吸系统状况的一个信号，孩子不停咳嗽，提示孩子呼吸系统可能有状况。所以，咳嗽可能是生病的信号，但咳嗽本身并不一定是坏事。

被水呛到了，如果咳嗽把水咳出去了，就不再咳嗽了。如果是细菌感染引起的肺炎，那通过抗生素的治疗，把肺炎减轻了，咳嗽也可能就慢慢好了。如果是过敏引起的哮喘，那可能需要用激素去抑制过敏反应才能缓解咳嗽。治疗咳嗽，去除引起咳嗽的病因才是关键。

找到病因，并把病因去除了，咳嗽自然会好。但医学确实还没有发达到能解决所有疾病的程度，有些咳嗽医生们还很难确定病因，有些即使知道了病因，也没有很好的去除病因的治疗方法，比如普通感冒，就只能对症治疗。

咳嗽对人体有保护作用，止咳可能会让孩子失去这个保护，所以如果孩子能咳出痰的话，不但不应止咳，还要鼓励孩子咳嗽，以免痰液堵在呼吸道里。但咳嗽太频繁也确实会给孩子造成很多困扰，尤其是晚上咳嗽影响睡眠，对于喉咙痒诱发的干咳，咳不出什么东西只会让孩子难受。这个时候，除了要去除致咳的原因外，也应减少这类频繁的干咳，让孩子更舒服一些。让孩子更舒服一些，也是咳嗽治疗的主要目标。

让人遗憾的是，根据目前的研究显示，成人常用的止咳药如右美沙芬、可待因在儿童的效果很有限，而且可能产生很多副作用，比如成瘾、呼吸抑制等，严重的甚至可能致死。所以，美国建议4岁以下的孩子不要使用非处方的止咳药和感冒药，英国、加拿大、澳大利亚的建议是6岁以下，2015年欧洲药品管理局更要求 12 岁以下儿童禁用可待因治疗感冒引起的咳嗽。

但我们也可能听过这句广告词："孩子咳嗽，就怕咳出肺炎！"这句广告词是如此的深入人心，很多家长听到孩子咳嗽，马上就给孩子吃药。事实上，咳嗽会咳出肺炎的逻辑就和发热会烧坏脑子差不多，把因果关系搞错了。脑膜炎的孩子可能会发热，但发热不会引起脑膜炎，肺炎可能引起咳嗽，但咳嗽不会咳出肺炎。

很多家长说我孩子就是咳嗽几天之后就肺炎了啊，那是因为孩子咳嗽的时候已经有肺部感染了，咳嗽可能是肺炎的早期表现，而不是咳嗽咳出肺炎。因为这些错误的宣传，大家对咳嗽有了很大的误解。

不能用止咳药不等于不需要治疗，当孩子咳嗽的时候，和发热的家庭护理一样，我们同样要注意孩子的一般状况。

如果觉得孩子精神状态不好、呼吸困难、有口唇发青等缺氧表现，要尽早看医生；孩子越小，出现重症肺炎、缺氧等风险越大，3 个月以下的孩子咳嗽要早点看医生。

咳黄、绿色痰不一定是细菌感染，但如果同时也有发热等症状也要看医生；频繁咳嗽持续时间较长，或者孩子咳嗽越来越厉害，那可能是因为细菌感染、过敏，甚至气管异物等原因引起，最好找医生检查一下。因为引起咳嗽的原因很多，变数也很大，所以很难一一列举哪些情况一定要看医生，只要家长自己心里没底，早点看医生总不会有错。

但大部分咳嗽没那么严重，如果选择在家护理，可以参考一下美国儿科学会的指导意见：

★　3 个月至 1 岁：咳嗽时喂 5 ～ 15 ml 温水或苹果汁，每天 4 次。

★　1 岁以上：必要时可以喝 2 ～ 5ml 蜂蜜（有研究认为对于夜间咳嗽，蜂蜜比止咳水效果更好，但 1 岁以内孩子不能吃，以免肉毒中毒。）

★　6 岁以上：可以用止咳糖浆，没有的话可以用硬糖。

如果孩子到了 4 岁，咳嗽严重到影响睡觉、上学，医生也同意使用止咳药的话，选用一种含有右美沙芬的药就可以，因为大多数非处方止咳药里都含有它，同时吃多种的话可能引起过量。空气干燥会加重咳嗽，这时可以开加湿器。另外不要让孩子接触烟，主动和被动吸烟都可以加重咳嗽。

总结下来，咳嗽可能提示孩子呼吸道有状况，但咳嗽也是一种保护性反射，很大部分儿童咳嗽是病毒引起的，情况不严重，但要注意警惕孩子一般状况及伴随症状。治疗咳嗽的关键是针对病因治疗，有时需要等时间，如果不是医生的建议，不要给 4 岁以下的孩子吃止咳药。

孩子呕吐怎么办

曾经在微博上看到有个"医生"，介绍治疗孩子吐奶的方法，说用手指蘸冰硼散，按压舌根部"火丁"。先不说这药有没有毒，不卫生也罢了，对于健康的孩子这样去刺激喉咙都可能引起呕吐、误吸，何况是正在吐奶的孩子，这样的误导真让人觉得匪夷所思。

呕吐其实是非常常见的症状，从出生到长大成人，几乎每个孩子都会经历呕吐，呕吐的时候孩子看起来很痛苦，家长常常担心孩子有没有什么严重问题，也会很紧张，而且不知道怎样才能帮到孩子，所以给了一些人误导的机会。

导致呕吐的原因很多，而且不同年龄段导致呕吐的原因也有很大差异。原因不一样，处理的方法自然也会不一样，用一种方法来治疗所有的呕吐肯定是不科学的。

对新生儿来说，呕吐的原因虽然多，但大部分是生理性的。在新生儿期，胃容量很小，而且胃呈横位，神经控制不协调或食管末端的肌肉相对松弛，喂得太多，或吃进去过多气体，或者喂完奶后孩子活动得过于剧烈，都可能导致吐奶。这种吐奶孩子往往没有什么痛苦的表情，只要不是太频繁，基本不会影响发育。

对这种吐奶，可以通过改善喂养方式解决，比如少量多次喂养，避免在孩子饿得很厉害的时候喂，也可以在喂奶后把孩子竖抱起来拍拍背，让孩子通过打嗝把胃内的气体排出（如下图），这些都可以减少吐奶。随着孩子的生长，胃容量逐渐增大，胃也逐渐变得更竖立，食管下段括约肌压力增大，等到孩子会坐立后，吐奶会越来越少。

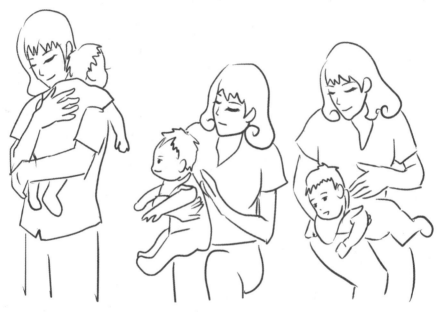

三种常见的拍背方式改善吐奶

但也有一些呕吐是比较麻烦而严重的疾病引起的，甚至需要手术治疗，如果有下面这些情况，就最好找医生看看：

1. 刚一出生就频繁吐泡沫，一喂奶就呕吐呛咳，需要警惕食管闭锁。

2. 出生当天或数天内频繁呕吐，尤其呕吐物为黄色或绿色，表示孩子可能有先天性畸形，比如肠旋转不良、肠狭窄、肠闭锁之类。

3．呕吐的东西为血性或咖啡色，表示孩子可能有消化道出血。

4．呕吐的同时伴有肚子胀，需要警惕肠梗阻；如果同时有排便困难，需要警惕巨结肠；有疝气的话，还需要注意是不是有肠管被卡住了。

5．呕吐的同时伴有血便，如果同时有腹泻可能是普通的肠炎，但也要警惕肠套叠、坏死性肠炎、肠扭转之类的危险疾病。

6．呕吐的同时有发热，需要警惕感染性疾病，包括消化道本身的感染、颅内感染、中耳炎，以及其他系统的感染。

7．孩子吃奶后很快就出现呕吐，而且呕吐得越来越频繁，尤其是 2 周到 4 个月之间的孩子，要小心幽门肥厚性狭窄。

8．如果孩子吐奶持续很长时间不缓解，需要警惕遗传代谢性疾病，或者需要手术处理的胃食管反流。

对大一点的孩子来说，导致呕吐最常见的还是胃肠炎，比如吃了不干净的东西。患病毒或细菌性肠炎的孩子往往伴有腹泻，需要警惕脱水的可能性；如果同时有肚子痛，要警惕阑尾炎；头部外伤之后的呕吐还要警惕脑震荡、颅内损伤、出血等。比较少见的还有颅内肿瘤，这类孩子往往伴有精神状态的异常；还有些呕吐是暴发性心肌炎引起的，虽然少见但偶尔也会碰到。

面对不明原因的呕吐，家长自己没把握的时候还是应该找医生检查一下。

孩子肚子痛怎么办

家长可能都听过孩子说肚子痛，有的没理他过阵子自己好了，有的跑到医院排队等看病的时候解次大便就好了，也有的到了医院，医生看过后说要做手术。

作为儿外科医生，接诊过很多肚子痛的孩子，但要用只言片语把肚子痛讲清楚还是很难，因为孩子肚子痛的原因实在太多，而且年龄不同，病情特点也不一样。

正是因为原因很多，儿科医生碰到肚子痛的孩子其实也很头大，孩子肚子痛上医院，有的去内科医生那里看过后就回去了，有的内科医生看过后还告诉再去外科看看更放心一些，有的医生就直接说你先去找外科看看，没外科问题再回来。

肚子痛的孩子，内科医生最担心的是有没有外科问题，也就是需要做手术解决的问题，因为这些情况往往会比较紧急，如果耽误就会延误病情；而外科医生的工作就是筛查出这部分孩子，并及时进行处理。

面对肚子痛的孩子，医生最头痛的是孩子不能很好地交流。大一点的孩子还好，能大概描述一下痛在哪里，怎么个痛法。3 岁以下的孩子就很难说清楚了，而且孩子很难配合医生的检查，要么不让摸，要么一碰就哭，板着肚子什么也判断不了。1 岁以内的孩子连话都不会说，肚子痛的表现可能就是哭闹，医生要一边安抚孩子一边检查，有的时候要等孩子睡着了再摸肚子；有的时候要用镇定药让孩子睡着才好判断；有的时候一个医生检查觉得不好判断，还要找几个医生轮流来摸。

事实上，大部分肚子痛的孩子都不是什么大问题，有的就是吃坏东西之后胃肠炎引起的疼痛，过段时间自己就好了；有的就是便秘，大便刺激引起的疼痛，上次厕所也就好了。

但对于每一个肚子痛的孩子，医生都会仔细检查，原因就是在大量没有严重问题的孩子里，时不时会隐藏几个比较危险的患儿。比如肠套叠、肠扭转，延误诊断就可能导致肠坏死；婴幼儿的阑尾炎、梅克尔憩室炎引起的腹膜炎，延误诊断可能导致感染性扩散或包裹，增加治疗的困难和孩子的风险。

所以对于医生，面对肚子痛的孩子第一步是筛查哪些可能需要做急诊手术；对家长来说，就是要及时把有这些问题的孩子送到医院。那怎样区分哪些是风险较高的情况呢？

医生一般是根据孩子疼痛的特点进行判断，比如孩子哪里痛、痛多久、疼痛的严重程度、有没有别的不舒服，然后再根据摸肚子的情况进行初步判断，有的孩子还需要进一步做超声或其他检查来排查。在这个过程中，摸肚子获得的信息最重要，是判断肚子里有没有发炎的病灶的主要依据，这个判断的经验是医生在长期看病的过程中积累下来的。

家长不太可能拥有这样的经验，但家长的优势是陪伴孩子的时间更长，观察孩子的时间比医生更长，对孩子病情变化过程了解得更清楚。如果孩子说肚子痛，家长可以如此这般的观察：

1. 注意看孩子的表情，如果表情比较放松，还能说笑，那多半没什么大问题。如果孩子脸色不好、出汗、喜欢弯腰，动也不想动，话也不想说，那就要小心一点，上医院保险一点。

2. 可以摸摸孩子的肚子，如果整个肚子摸起来软塌塌的，按下去没有阻力，也不叫痛，也多半没大问题。如果肚子不让碰，或者肚子摸起来比较硬，或者总是摸到一个地方就叫痛，那也要去医院检查一下。

父母可能对软硬程度的判断没有医生那么准确，但比医生有个优势就是不会让孩子有恐惧感，孩子会比较放松，这样其实更好判断。虽然家长的判断不能作为病情的最终诊断，但对于是否严重到需要立即去医院还是有些意义的。

3. 可以让孩子试着跳一跳，如果跳得很自如，那多半肚子里没什么严重的炎症。

4. 要注意孩子除了肚子痛之外有没有别的问题，比如有没有发热、呕吐，同时要关注大便情况。如果肚子痛合并发热，有可能是单纯的肠炎，也可能是腹膜炎，保险起见还是去医院；如果在肚子痛的同时有吐黄的绿的东西，要警惕肠梗阻的可能性，也要及时去医院；如果肚子痛的同时大便有血，要警惕肠梗阻或者梅克尔憩室炎，也需要及时去医院；如果是外伤之后的腹痛，且一直不缓解，最好去医院。

5. 家里可以常备一些开塞露，孩子肚子痛可以用个开塞露，如果是便秘或者肠胀气之类引起的腹痛，开塞露刺激排便之后很多孩子很快就好了。开塞露有时被医生戏称为"普外科神药"，很多孩子肚子痛哭闹不安，家长半夜打车急匆匆送到医院，结果用个开塞露后就活蹦乱跳地回家了。

6. 如果孩子肚子痛不是那么剧烈，有时也可以自己就好了；但如果痛得越来越厉害，或者好了又痛，反复持续很长时间，也需要去医院检查一下。

有些急性病有特殊的特点，了解一些也有助于及时就医。比如：婴幼儿一阵一阵的肚子痛、哭闹，尤其是 4～10 个月的孩子，要小心肠套叠。刚开始肚脐周围痛，后来总是右下腹疼痛，还伴有发热、呕吐等要小心阑尾炎。如果孩子平时有疝气，肚子痛的时候一定不要忘了检查一下腹股沟和阴囊，如果有包块，那可能是疝气卡住了。如果肚子痛的同时伴有四肢皮疹，也要警惕一种叫过敏性紫癜的疾病，及时去医院。

同样，腹痛的原因很多，合并症状也各式各样，很难一一穷举，上面所说的是一些比较需要警惕的常见情况。

但无论怎样，如果孩子肚子痛，家长很担心，去医院自然不会有错。

孩子需要吃打虫药吗

很多父母可能都记得小时候吃宝塔糖的事，宝塔糖虽然叫糖，但实际是一种打虫药，为了让孩子们愿意吃下去，加了很多糖做成宝塔的样子。那时候的食品很匮乏，宝塔糖因为味道不错，孩子们都喜欢吃，现在也成为很多大人的记忆。

我们儿时普遍卫生条件很差，蛔虫之类的寄生虫感染率很高，所以那时候国家曾经推广全民服用宝塔糖打虫。也可能因为对小时候打出的蛔虫印象深刻，现在自己有了孩子，常常会想，为什么不给孩子吃打虫药呢？

20世纪50年代，国内蛔虫的感染率大约是80%～90%，所以后来全民吃宝塔糖驱虫是可以理解的。但随着经济的发展，卫生条件得到了很大改善，蛔虫这样的寄生虫感染率也越来越低了。

根据2008年对全国35万余人的调查，蛔虫感染率大约为12.7%，比全民驱虫的时代下降了大半。在有些地区蛔虫的感染率更低，2006年杭州西湖区抽检显示，蛔虫感染率约为 1.93%。2010 年，北京中小学生的蛔虫感染率约为 0.25%。

宝塔糖里的药物叫做磷酸哌嗪，它能麻痹蛔虫，让蛔虫不能吸附在肠子上，然后被排出来。磷酸哌嗪虽然副作用比较少，也有潜在的神经肌肉毒性，现在基本被能杀死蛔虫及其虫卵，而且更安全的阿苯达唑（肠虫清）所取代。

阿苯达唑（肠虫清）也只适合 2 岁以上的孩子，有引起脑炎综合征的风险，虽然概率极低，但为了少数感染者让全部孩子一起吃打虫药显然是不合适的。所以现在的孩子不需要常规吃宝塔糖了。

但孩子还是有感染蛔虫的可能啊，怎么判断自己孩子有没有虫呢？

有蛔虫的孩子很多都没有任何症状，有些孩子有轻微的肚子不舒服，有的因为虫卵跑到肺里然后引起咳嗽，有的因为蛔虫钻到胆道引起剧烈疼痛，严重的可能因为蛔虫把肠子堵住了需要做手术。

正是因为有蛔虫的孩子表现不一，所以我们不能依靠症状去判断孩子有没有蛔虫，除非化验大便看到了虫卵，或者孩子大便拉出了蛔虫，才能确定孩子是不是有蛔虫。

而且，现在总体有蛔虫的孩子很少，尤其是在卫生条件很好的城市里，不要因为自己当年打过虫而总怀疑孩子肚子有虫，现在时代不一样了，你真的怀疑可以去医院给孩子化验大便确认一下。

那孩子脸上有白斑、磨牙、肚子痛需要打虫吗？

孩子脸上有白色的斑块，民间叫做"虫斑"，很多家长以为是孩子肚子里有蛔虫，然后给孩子吃打虫药。事实上这是一种称为"白色糠疹"的皮肤病，发病原因不清楚，但更容易在天气干燥的季节出现，一般会自己好，也可以抹点润肤剂。这种白色斑块和蛔虫没有关系，不需要因此去吃打虫药。

磨牙也是孩子常见的问题，5% ～ 30% 的孩子会有这个问题，压力和焦虑会增加磨牙的机会，少部分可能和中耳炎、牙周炎有关，大多在恒牙出来后会消失，也没有证据证明磨牙和蛔虫有关。

肚子不舒服可以是蛔虫症的一个表现，但肚子不舒服的原因有很多，从肠胃炎到便秘都可能表现为肚子不舒服，所以我们不能单纯依据肚子不舒服来判断孩子肚子里有没有蛔虫。

所以，总体现在有蛔虫的孩子很少，不需要常规吃打虫药，也不需要总担心孩子有虫，尤其是生活在城市里的孩子。有蛔虫的孩子也没有特征性的表现，确认是否感染蛔虫需要化验大便，不要常规吃打虫药，也不能根据自己的猜测给孩子吃打虫药。

婴儿肠绞痛

　　孩子有些问题在医生看起来不像病，但却让家长头痛不已。比如几个月大的孩子反复哭闹，一哭就哭好几个小时，不知道他为什么哭，也不知道他是不是哪里不舒服，怎么哄也哄不住，让父母心烦意乱又担心焦虑，只能抱到医院找医生处理。

　　其实，医生有时候也不知道孩子为什么哭。虽然看起来不像有什么病，但看孩子哭得声嘶力竭的样子又不敢很确定孩子真没问题，常常是内科看完又转到外科，外科检查一番也没发现特别问题，但也没好办法安抚住孩子，看着满脸焦虑的家长，就干脆让孩子在医院里观察，等孩子不哭了再回去。经过这样一番折腾，家长往往心力交瘁，结果第二天孩子又开始了新的一轮哭闹，真是让人崩溃。

　　虽然没有明确的病症，但婴儿每天持续哭闹几个小时的现象，显然已经对家长和医生造成了很大的困扰，医生也想搞明白这个问题。

孩子哭闹时腿缩起来，这是可以缓解腹部疼痛的动作。另外，哭闹时还有皱眉、攥拳这些痛苦的行为，所以猜测可能是肚子痛。哭闹时有脸红、肛门排气，所以又猜测可能是肠胀气引起的腹部疼痛。

最早关注这个问题的医生，把这种现象称为"肠绞痛"。但肠绞痛是不是真由胃肠问题引起，其实并不确定，社会心理、神经发育问题等都被猜测可能和这种哭闹有关，比如对母乳或牛奶过敏、肠蠕动过快、神经发育不成熟等，但同样没有确切的证据。

经过网上一些医生的科普，很多家长知道了"肠绞痛"这个病，孩子一哭闹，家长就想这是肠绞痛。其实，这是一个误区。肠绞痛虽然比较常见，但并不是所有的哭闹都可以归因为肠绞痛。

对还不会说话的孩子来说，哭闹是他们和外界交流的主要方式，饿了、拉臭了、衣服穿得不合适、为了吸引大人的注意，都可能会哭闹，一些疾病让孩子感到疼痛不适也会哭闹，比如肠套叠、疝气嵌顿、肛周脓肿等。

最早提出"肠绞痛"这个说法的医生认为，原本健康、吃得也很好的孩子，一天哭3个小时，一周哭3天，超过3周才诊断为"肠绞痛"。但估计很少有家长能被这样折腾3周，真抗过了3周，孩子可能也差不多自己就不哭了。所以，在2006年国际权威机构将婴儿肠绞痛的诊断标准确定为：无明显原因突发或停止的易激惹、烦躁或哭闹，每天持续至少3小时，每周至少发作3天，且至少持续1周，同时不影响孩子生长。肠绞痛主要发生在2周至4个月之间的孩子，也有少部分延续到半岁以后，多发生于傍晚或半夜时分。

所以，孩子经常哭闹，在排除饥饿、拉臭、穿衣这些常见问题后，还要检查一下孩子的腹股沟、肛门、肚脐有没有异常的包块；同时，要注意孩子有没有发热、面色有没有异常、呼吸有没有急促费力这些情况；如果孩子是哭一阵停几分钟，还要警惕肠套叠之类的问题。有这些异常情况，要及时找医生看看。

肠绞痛的孩子撕心裂肺地持续哭闹让很多父母抓狂，但孩子长大后和其他孩子在行为发育上并没有区别，后期哮喘之类的过敏性疾病的发生率也不会更高。目前，也没证据认为有过"肠绞痛"的孩子长大后和其他孩子会有什么区别。所以，除了让父母头痛外，肠绞痛本身对孩子不造成什么影响。

对肠绞痛的治疗主要集中在减少孩子的哭闹，同时也安抚、缓解家长的焦虑上。遗憾的是，因为原因不清楚，尽管试过很多方法，目前并有特别有效的方法。

在药物方面，西甲硅油可以减少肠内气体，也被一些育儿专家推荐过。但根据国外的研究发现，它对肠绞痛的效果其实和安慰剂差不多，说白了就是没用。一些抗胆碱药对肠绞痛有用，但这些药对这么小的孩子副作用不小，没必要为这个可以自行缓解的问题冒这些风险，所以也不要用。益生菌对肠绞痛作用的研究结论并不一致，有的说有用，有的说没用，目前主流的意见还是不推荐。

母乳和配方奶喂养的孩子肠绞痛发生率差不多，所以不需要因为肠绞痛而停止母乳喂养。但哺乳妈妈可以试试忌口牛奶、鸡蛋、坚果、洋葱、咖啡、茶等，对部分孩子可能有点用。对于过敏体质的孩子，水解配方奶的效果结论同样不一致，如果想试可以试 1 周，有便血、稀便等过敏症状的孩子也可以试试，如果试了有效可以吃到 3 ～ 4 个月肠绞痛高峰期过去再慢慢换回来。不推荐用豆奶来治疗肠绞痛，添加乳糖酶和纤维素的配方奶也没有治疗效果。

因为现代医学对肠绞痛没有特别有效的方案，所以让很多家长去尝试一些非主流的替代医学。国外也有人试验过草药茶（类似于凉茶），有的发现能让孩子哭得少一点，但这些东西成分都不明确，也不好控制用量，还可能影响孩子的正常喂养，诱发其他过敏反应，所以建议不要用。整脊、小儿推拿也没有用，其他的诸如襁褓包裹（swaddling）、侧卧或俯卧（side or stomach）、在孩子耳边发嘘嘘声（shhh sound）、轻晃（swinging）、哺乳或吸吮安慰奶嘴（sucking），也就是"5S"法，这些方法也是安抚孩子的常用方法，但具体对肠绞痛的孩子是否有效，并没有被验证过。

总的说来，当孩子持续哭闹的时候，首先要确认孩子没有不舒服、生病什么的，真的考虑为"肠绞痛"后并没有特别有效的办法。这个问题对孩子并没有什么伤害，也会随孩子长大而逐渐减轻，过了 4 个月大部分会消失。目前而言，保持淡定，耐心等待是最好的治疗。

孩子便秘怎么办

做了父母后，孩子的吃喝拉撒都成了家庭头等大事，孩子便秘的问题困扰着很多父母，要么几天不拉，要么一拉就大便出血，孩子痛得直哭，各种办法试了都不见效，真是让人头大。

其实和家长一样，儿科医生同样很关注孩子的大便，因为很多疾病都和大便有关，这种关注从孩子生后第一次排便就开始了。

90% 以上的足月儿在生后 24 小时内会排出墨绿色的稠厚胎便，这就是正常的胎便，如果第一次胎便排出延迟，尤其是超过 48 小时，或者大便颜色、性状异常，比如只有一些白白的或淡黄色的黏液，那就要密切注意有没有其他合并症状，比如肚子胀、呕吐，尤其是吐黄的绿的，如果有这些症状就需要找新生儿外科医生检查一下了，看看有没有先天的肠道畸形。

外科医生对胎便排出延迟同时合并呕吐的新生儿，一般会建议做腹部的 X 线检查，排除肠闭锁、胎粪性肠梗阻等需要手术处理的疾病，因为这些问题拖久了会导致肠穿孔等严重的问题，而有些肠梗阻经过对症处理之后症状就消失了，比如胎便过于黏稠，通过洗肠、通便的处理，大便就逐渐正常了。

有些肠梗阻对症治疗之后症状缓解了，但过段时间大便又拉不出来了，同时还会出现肚子胀、呕吐。比如甲状腺功能减退，需要服用甲状腺素才能改善症状，当然还有巨结肠，一种肠神经异常的先天性疾病，靠近肛门的一段肠子少了神经节细胞导致肠子痉挛，大便到了病变肠管这里就很难排下去了，结果就是便秘、肚子胀，这种病一旦确诊了也需要手术治疗。

还有一些情况是孩子刚出生的时候大便挺正常的，每天都能拉，但加辅食之后就发现孩子经常便秘，几天才拉一次，而且一拉就憋得满脸通红，后来到医院检查，却发现孩子没有正常的肛门，肛门口特别狭小或者开口不在正常的位置，有的开口靠近阴囊，有的开口在阴道下方，还有些肛门外形正常但直肠狭窄。

这些孩子以前一直没有便秘的症状是因为一直吃母乳或者配方奶，大便为稀糊状，直肠肛门小也排得很通畅，而一旦加辅食后大便变硬变粗了，就排不出来了，这些情况也需要手术才能解决。更少见的还有一些长大之后才出现的顽固性便秘，同时可伴有尿失禁、大便失禁、下肢痉挛，做检查发现是脊柱畸形导致的神经损害。

上述的这些便秘主要特征是找到了明确的病因，统称为器质性便秘可能不是很合适，但主要是为了区别下面要讲的"功能性便秘"，也就是大家平时所说的那种便秘。

说到便秘大家都知道大便干、大便硬，次数少，但少到什么程度才能算是便秘？大部分人并不清楚，包括很多医生。中国还没有自己的儿童功能性便秘诊断标准，我们可以参照下表的国际通用的罗马Ⅲ标准判断。

儿童功能性便秘罗马Ⅲ标准

婴幼儿（＜4岁），以下标准至少符合2项并持续1个月以上	4～8岁儿童，以下标准至少符合2项并持续2个月以上
每周排便≤2次	每周排便≤2次
会使用便盆后，每周至少1次大便失禁	每周至少1次大便失禁
有过多主动憋大便的行为	有主动憋大便的表现或姿势
腹痛或排便困难史	腹痛或排便困难史
直肠内有巨大粪块	直肠内有巨大粪块
便条粗大，甚至堵塞坐便出口	便条粗大，甚至堵塞坐便出口

这个标准因为是国外定的，所以翻译过来有些不好表达和理解。但对照一下这个标准很多家长还是可以给自己孩子判断一下，比如一些母乳喂养的孩子五六天才拉一次大便，但吃得好，大便也不干，也没有其他症状，就不是便秘。

和器质性便秘不同的是，功能性便秘并不是怎么拉都拉不出来，而是多少都存在有意无意地憋大便行为，至于为什么会憋大便，为什么会便秘，原因并不十分清楚，目前认为和饮食及排便习惯关系比较密切，生活学习环境的变化也会诱发便秘，遗传和精神心理也可能和便秘有关系，原因不同，治疗的重点也会有些不同。

很多家长可能也注意到，孩子在吃母乳的时候大便都很好，但一吃配方奶就开始便秘，有时候换一种配方奶又好了，还有些孩子大便一直好好的，添加固体辅食之后就开始便秘了，原因可能就是食物中一些成分影响了排便。

刚开始如厕训练的时候，有的孩子因为适应不了新的排便方式，不肯排便，如果家长操之过急，过分强迫孩子，会让他对排便产生恐惧，反而导致便秘。

还有些孩子由于上学、外出游玩，不愿意在陌生的环境下排便，有便意的时候憋便,大便在直肠内长时间潴留,让直肠适应了粪便的张力,便意反而消失了。粪便在直肠里逐渐累积,水分进一步被吸收,变得越来越干硬,排出也就更困难,大便粗硬导致肛裂,排便疼痛,又进一步抑制排便,形成恶性循环,严重的会导致粪块堵塞于直肠内,上面的稀便从粪块周围流出,出现污便和失禁。

便秘给孩子带来很多身体上的痛苦,腹胀、腹痛、食欲差,甚至大便失禁,还会影响孩子的情绪和心理,而长期便秘甚至可以影响孩子的发育,所以不论是哪种原因引起的便秘都需要治疗,越早治疗越容易见效,这也是国际诊断标准的时限从原来的 12 周改为现在的 1 个月和 2 个月的原因。

那孩子便秘怎么治呢?如果孩子平时偏食,水果蔬菜吃得少,喝水也比较少,可以让孩子多喝点水,多吃点纤维素含量高的果蔬,比如西梅、杏、李子、葡萄干、西蓝花、豆类等。但目前没有充足的证据证实额外补充纤维素、多喝水、增加运动量对便秘有效,所以保持正常的纤维素、液体摄入量,保持正常的运动量即可。

治疗便秘更多的时候还是要靠药物,对有硬便嵌塞排不出来的孩子,1 岁以内可以用开塞露帮助排空,1 岁以上可以口服聚乙二醇类药物(每天 1～1.5 克 / 千克体重)3～6 天,或者隔日到医院里灌肠清除直肠内潴留的硬便,消除孩子排便的痛苦,然后用聚乙二醇(通常每天 0.4 克 / 千克体重开始,需要根据找医生根据用药反应调整)维持大便软化,没有聚乙二醇时可以用乳果糖,通常建议维持用药至少 2 个月,要在便秘症状消失后至少 1 个月逐渐减量。目前也没有充足的证据证实益生菌对便秘有用,不推荐常规用益生菌来治疗便秘。

在借助药物、保持良好饮食习惯的同时,也要注意培养孩子的排便习惯,孩子吃完饭后,结肠短时间内的蠕动会增强,有利于排便,所以可以在饭后 10 分钟左右让孩子去排便,有助于训练孩子养成每天自主排便的习惯。

功能性便秘虽然不是严重疾病,但治疗并不那么容易,用了上面这些方法对很多孩子来说也不见得有效,如果孩子同时有腹胀、营养不良等情况需要及时找医生复查，必要时需要找外科医生检查。大部分功能性便秘的孩子预后都很好，随着时间的推移大部分孩子的便秘情况会改善。

裴医生贴士：小心巨结肠

先天性巨结肠不算一种常见病，所以很多家长可能都没听过。正因如此，有些家长一直以为孩子是便秘，没当回事，直到孩子腹胀如球，消瘦如柴才带到医院检查，结果被证实是巨结肠。如果拖延到这种情况才做手术，手术切除的肠管会更多，术后并发症的风险也会相应增大，孩子更加痛苦。

所谓巨结肠，也就是结肠扩张肥厚，但真正病变的并不是扩张的结肠，而是扩张肠管下方的细小肠管，也就是靠近肛门的那一段。这段肠子因为缺少了神经节细胞，长期处于痉挛细小的状态，大便到了这里就很难通过而囤积在上方正常的肠管内，久而久之上方的肠管就扩张肥厚，变成了"巨结肠"。

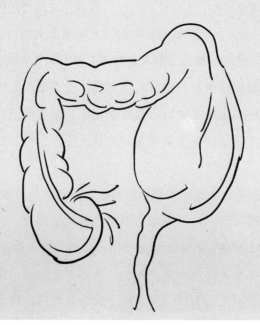

因为排出困难，大便就会存积在肠内，孩子慢慢会出现肚子胀、食欲差，甚至呕吐。所以，巨结肠最常见的表现是排便困难、腹胀、喂养困难，时间长了就会出现营养不良。随着病情的发展，甚至会诱发小肠结肠炎、感染性休克等危急情况。

那怎样区分普通的功能性便秘和巨结肠的排便困难呢？最重要的一点就是巨结肠的排便困难大部分在出生时就开始了。健康足月的孩子95%以上在生后48小时内会排出胎便，如果孩子在出生后48小时内没有排便，那就应该寻求专业的儿外科医生的帮助以判断孩子是否存在巨结肠。

儿童功能性便秘和巨结肠的区别特征

特　　征	功能性便秘	巨结肠
发作时间	2～3岁	出生起
胎便排出延迟	少见	常见
肠梗阻表现	少见	常见
憋便表现	常见	少见
害怕排便	常见	少见
污粪	常见	少见
腹胀	少见	常见
小肠结肠炎	不会	可能
生长缓慢	少见	常见
直肠壶腹	扩张	狭窄
直肠壶腹内大便	常见	少见
钡灌肠	大量的粪便，没有移行段	有移行段，钡排出延迟
直肠肛门测压	正常	没有肛门括约肌反射
直肠活检	正常	无神经节细胞，胆碱酯酶活性增强

　　有些孩子，尤其是母乳喂养的孩子，有时可能三四天才大便一次。如果孩子吃奶好，肚子不胀，大便不干、不硬，单纯次数少连便秘都算不上，就不必过度紧张了。

　　除了生后第一次排便时间延迟，巨结肠的孩子往往会有排便困难、肚子胀、营养不良这些症状，如果有这些表现就要找儿外科医生确诊，诊断一旦明确，就需要手术治疗。大部分孩子手术后都恢复得不错，尤其是完全经肛门内切除的孩子，根本看不出做过手术。但也有少部分孩子出现一些并发症，比如污粪、便秘等问题，但并不多见。

孩子便血有哪些问题

曾经收治过几个月大的孩子，呼呼地拉血，拉出来全是暗红色的血块。孩子脸色苍白，到医院的时候血红蛋白还不到正常孩子的一半。看到孩子这个样子拉血，别说是家长吓坏了，医生也一样会很紧张。

在所有的疾病里，便血一直是让医生比较头痛的，无论是内科还是外科。因为消化道很长，从口咽到食管到胃，从小肠到大肠到肛门，每一个部位的出血都可以表现为大便里有血，但至于到底是哪个部位在出血，就很难定位。

随着医学检查技术的发展，定位的方法逐渐增多，比如通过胃镜和结肠镜，可以确定很大一部分的出血部位和原因。但对于小肠的出血，目前的检查技术，如小肠镜和胶囊内镜的应用还不那么成熟。对一些疾病，还可以进行血管造影或者核素显影来检查，但也并不能确定所有的出血灶。

让医生和家长比较紧张的是那种急性大出血，如果不及时治疗就可能导致失血性休克，发生致命性的危险。就像那个孩子，一到医院后马上输血，等病情稳定了，再查找出血的原因。如果用了输血等保守治疗的方法还无法稳定住孩子的血压，那就可能需要通过内镜或者手术的方法止血了。幸运的是，那个孩子的血压最终通过输血的方式稳定住了，可以比较从容地去查找出血原因。

让医生更害怕的是一些严重疾病引起的出血，比如肠扭转、坏死性肠炎等，如果不仔细鉴别就可能贻误治疗。印象特别深刻的是有段时间连续接诊的几个生后不久就腹胀血便的孩子，手术发现小肠全部扭转坏死，回天无力。这类孩子多是因为存在先天畸形，有的在宫内就已经发生肠扭转，很难去预防。

以前还遇到过几个做了腹部手术的新生儿，家长在家发现孩子吃奶不太好，大便有点血丝来到医院，看起来和普通的肠炎没多少区别，拍了片子做了超声都没什么异常，但职业的警惕性还是让孩子留院观察，结果留院当天孩子病情就迅速恶化，再拍片就证实为坏死性肠炎。

好在大部分便血都没有那么严重，很多就是普通的肠炎。也不是所有便血的孩子都需要做那么多检查才能确定病因，比如肛裂就可以通过临床表现和查体作出诊断。

下面是一些导致孩子便血的常见疾病：

1. 肠炎：包括过敏性肠炎和感染性肠炎，前者多见于配方奶喂养的婴儿，后者又包括细菌性和病毒性。肠炎便血的特点是大部分孩子的便血量比较少，有些仅为混于大便的血丝，可以随着肠炎的好转而逐渐消失。

2. 肛裂：多伴发便秘。

3. 肠套叠：特点是大便呈果酱色，常伴有阵发性腹痛、呕吐。

4. 肠息肉：在儿童中并不少见，便血时间很长、每次量很少的孩子要警惕。

5. 上消化道出血：包括胃、十二指肠的炎症以及溃疡出血，门静脉高压导致的出血在儿童比较少见。

6. 梅克尔憩室：是一种先天性疾病，往往是量较大的急性出血。

7. 坏死性肠炎：一种特殊的肠炎，新生儿，尤其是早产、低出生体重儿要警惕，早期可以表现为腹泻、呕吐、腹胀，病情发展迅猛。

8．肠扭转：孩子常常伴有腹痛、腹胀、呕吐等表现。

9．Henoch-Schonlein紫癜：腹型紫癜的孩子也可以表现为血便、肚子痛，有些孩子在后期才会在身上和四肢出现皮疹。

10．还有一些全身性疾病，比如新生儿维生素 K 缺乏、血友病、再生障碍性贫血等导致的凝血功能障碍，也可表现为消化道出血。

导致便血的疾病很多，对家长来说，并不需要记住那么多的疾病，记住了要靠自己去鉴别也很困难。你需要知道的是，当孩子出血比较多、比较急，伴有肚子痛、呕吐、腹胀、发热等情况，尤其是新生儿，还是要及时找医生看看。

裴医生贴士：被忽视的常见病——肛裂

儿童肛裂，很多家长可能都不知道这个病，知道这个病的，也大都不认为这是一个多大的问题。

事实也是，肛裂就是肛门有个裂口，有点痛，有点出血，有一部分孩子不处理过段时间也自己长好了。在以前我也是这样认为，直到出专科门诊之后，发现这个病其实占据了普外专科门诊的很大比例，也给孩子带来了很多痛苦，但普遍容易被家长忽视。

来看这个病的，大多数家长并不知道孩子是肛裂，常常是看到孩子大便有血了，担心有什么严重问题才带来医院。还有些是无意中发现孩子肛门周围有个小肉赘，以为是痔疮而来就诊，后者其实已经是慢性肛裂了，也就是病程已经有 8 ～ 12 周了，孩子一直在承受着病痛而家长一直未察觉，再治疗的难度大不说，还让孩子承受了很多本可避免的痛苦。

儿童肛裂发病率很高，除了本身给孩子带来的疼痛外，还会加重便秘，给孩子的身体和心理带来一系列影响，所以疾病虽小，给孩子的影响却很大，家长应该重视起来。

便秘可以诱发肛裂。大便粗硬，超过了肛门顺应扩张的限度，就可能导致肛门皮肤黏膜的撕裂，一般是在肛管的上下正中线形成纵行裂口，这可能是肛裂的主要发病原因，所以肛裂的孩子大多有便秘史。但一些 1 岁以内有肛裂的孩子很多大便也很好，并没有便秘，他们出现肛裂的原因并不那么清楚。

一旦有了肛裂，孩子下次大便的时候，伤口被牵拉刺激，就可能出现疼痛和出血，表现出来就是孩子不敢大便，大便时疼痛哭闹，大便表面有鲜血，或者大便后肛门有鲜血滴出，裂口深的有时候出血还比较多。

不敢大便会加重便秘，大便越来越干硬，又加重肛裂，形成恶性循环，久而久之，裂口的慢性炎症反应会导致局部肉芽组织增生，形成突起的小肉赘，称为"哨兵痔"，这是慢性肛裂的主要特征之一。因为肛裂主要发生在肛管的上下正中线，所以哨兵痔也主要位于肛门这两个点，有经验的儿科医生一看到肛门这两个位置的小肉赘，大致就知道孩子是什么问题了。

正如前面讲过，便秘是引起肛裂的主要原因，所以解决好便秘问题是治疗肛裂的关键。肛门不再反复被干硬的大便撑开，肛裂才有愈合的机会，很多孩子便秘好了，肛裂也就慢慢长好了。

此外，还可以对肛门的局部伤口采用一些对症处理，主要是保持裂口周围清洁，比如用温水或高锰酸钾液坐浴，尤其是大便之后，不仅可以清洁消毒，还可以改善局部血液循环，促进愈合。通过这些保守治疗方法，急性肛裂大多数可以在 2 周左右痊愈。

对儿童慢性肛裂，主要也是采用上述保守治疗方法，便秘消除了，肛裂长好了，炎症刺激消退了，肉赘也可能会慢慢平整，但需要比较长的时间，当然也可以手术切除。

也有在肛门局部外用硝酸甘油软膏、局麻药膏、地尔硫䓬软膏等方法，目的是靠这些药物松弛肛门括约肌，不让伤口再被撑裂；但目前研究的结论是这些药物只比安慰剂强那么一点，而且有些还有头痛、短期内肛门污粪等副作用，目前国内很少应用。手术切开内括约肌是治疗肛裂的最后选择，而且因为存在术后肛门失禁的风险，国内也少见有应用于儿童肛裂的治疗。

孩子"O"形腿、"X"形腿正常吗

每到夏天，满大街随处可见短裙丝袜，修长笔直的美腿是夏日里一道赏心悦目的风景。爱美之心人皆有之，每个家长都希望自己孩子以后也能有一双令人羡慕的直腿，但仔细看看自己孩子，要么有点内弯，要么有点外翘，似乎不那么完美，有没有什么办法让孩子的腿直一点呢？

人们很早就想到了一个办法，那就是把孩子两腿拉直然后用布带捆好，认为这样就可以预防"O"形或"X"形腿，宝宝的腿就会又长又直。

随着育儿知识的普及，给孩子绑腿的家长越来越少，但在一些偏远地区仍然存在。宝宝绑腿，能否让腿又长又直呢？

事实上，如果你发现孩子的腿没有大人那么直，并不需要过多担心，因为在 8 岁以前，孩子有点"O"形或"X"形腿绝大多数是正常的生理现象。孩子刚出生时，可能由于宫内压迫的原因，都会有点"O"形腿。然后在 2 岁左右会自己变直，随着生长又会变得有点"X"形腿，到了 7 岁左右又会变直。

最后变直的时间，不同人种之间可能存在差异，根据中国香港对两千多个孩子的统计，国人大概在 8 岁的时候腿会变直。

也就是说，在大约 2 岁之前孩子有点"O"形腿，在 2 ～ 8 岁有点"X"形腿是正常的，要是孩子一生下来腿就笔直挺立，反而可能不正常。既然是正常的生理现象，家长就不需要为此烦恼，也不需要因此去给孩子绑腿。事实上，绑腿不但对孩子腿的塑形没帮助，反而可能造成一些危害。

髋关节主要由髋臼和股骨头组成，在婴儿期，髋关节还处于不稳定期，如果孩子下肢可以自由活动，当他像青蛙一样外展，股骨头就处于髋臼里。

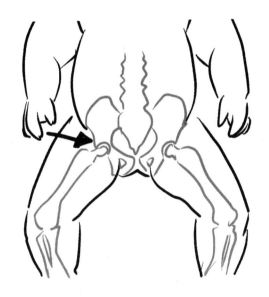

股骨头处于髋臼里

这种状态可以让髋臼和股骨头互相刺激发育，让髋关节更稳定。如果孩子下肢被绑得笔直，股骨头就可能跑到髋臼外面去，失去构成稳定髋关节的条件，髋臼变狭、变浅，股骨头和股骨颈也会变形，形成发育性髋关节脱位。严重的发育性髋关节脱位需要手术矫正。

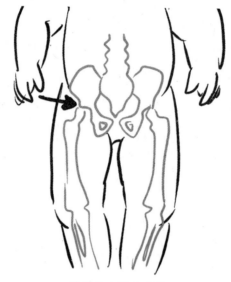

股骨头在髋臼外缘

　　婴儿皮肤组织很娇嫩，布带长期压迫可能导致皮炎、破损、感染。此外，用布带之类的绑腿，操作不当还可能压迫血管，导致肢体远端缺血。尤其是婴儿，绑紧了不会说，疼痛不适不能言语，晚上睡觉时即便发生肢体缺血，家长也无法及时发现，结果可能导致婴儿肢体坏死。虽然这些极端的情况很少发生，但如果这样做不会对孩子有任何好处，又何必去冒这些风险呢？

　　此外，婴儿处于快速发育阶段，肢体的自由活动对运动发育至关重要，坐、爬、站、走都需要下肢的参与，长时间固定下肢或多或少会影响发育的进程。对于发生骨折、发育性髋关节脱位这些疾病的孩子来说，固定下肢是治疗，如果不固定，则会影响以后的运动功能，也就是说，固定带来的收益远大于对运动发育的影响，那该固定还是得固定。但是，对于正常的孩子来说，就是有害无益了。

　　其实不光不能绑腿，襁褓包裹不当也会增大婴儿发育性髋关节脱位的风险，尤其是有些地方还有打"蜡烛包"的习惯，用襁褓将孩子的手脚裹得直挺挺的，像个蜡烛，效果其实和绑腿接近。

　　襁褓包裹孩子不是不可以，对于 2 个月以内的孩子，如果在家里有专人看护，包裹合适，是可以安抚孩子并促进睡眠的。包裹孩子时上肢可以固定，但不能包得太紧，要保证包被和孩子胸口之间能放入成人的 2～3 根指。如果俯卧，包被可能阻碍孩子呼吸，导致婴儿猝死，所以应该保证孩子仰卧。另一个要点就是不能裹住下肢，要保证下肢可以自由活动，目的就是降低发育性髋关节脱位的风险。2 个月以上的孩子因为可能会翻身，就不要再包着襁褓睡觉了。

上面说的都是正常孩子的情况，但有些孩子因为一些疾病导致下肢明显弯曲畸形，比如佝偻病、遗传代谢性疾病、骨折、感染等引起了明显的 "O" 形或 "X" 形腿，那就需要治疗了。

如果你发现孩子出现以下情况：

- 双下肢不对称，比如长短不一、粗细不等、弯曲幅度不一样。
- 2 岁之后 "O" 形腿还在加重，或 8 岁之后还有 "X" 形腿。
- 下肢弯曲特别厉害，或者相比同龄孩子身高明显矮。

那就应该去医院检查一下，明确病因，有些问题可以针对病因进行治疗。

比如佝偻病有的可以补充维生素 D，有的可能需要矫形或者手术治疗，这些都需要在医生详细检查之后再作出治疗决策。

对这些病理情况，绑腿压迫，绑轻了应力不够起不到效果，尤其对骨骼更硬的大孩子；绑重了可能造成肢体缺血，皮肤软组织损伤。更何况有些情况不针对病因治疗是不可能矫正的，盲目自己在家绑腿，不但对病情没帮助，反而可能耽误治疗时间，延误病情。

所以，无论是对正常的孩子还是对有疾病的孩子，都不能指望通过绑腿来让孩子的腿变得又长又直，绑腿有害无益。

期望孩子有笔直的双腿，这种愿望是美好的，但绑腿这种陋习可以休矣。

如何维护孩子的骨骼健康

国内全民补钙的现象，一方面是因为商家的宣传，另一方面是很多家长担心自己孩子输在起跑线上。孩子到底要不要补钙，应该怎么样给孩子补钙？

美国儿科学会曾经发布过一篇名为《优化儿童和青少年骨骼健康》的指南，里面提到不少补钙方面的问题。专业的指南大家读起来会很费力，我就试着把指南里适合家长的内容解读一下。

新的钙和维生素 D 的推荐量

指南根据美国医学研究所 2011 年的建议，更新了儿童日常膳食钙和维生素 D 的推荐量，要注意的是我们只需要按推荐量补充即可，没有证据表明超过推荐量效果会更好，更不要按上限量来补，超过上限就可能产生副作用。

儿童钙和维生素 D 膳食摄入量参考表

年龄	钙（mg/d）		维生素 D（IU/d）	
	推荐量	上限量	推荐量	上限量
0～6 个月	200	1000	400	1000
6～12 个月	260	1500	400	1500
1～3 岁	700	2500	600	2500
4～8 岁	1000	2500	600	3000
9～13 岁	1300	3000	600	4000
14～18 岁	1300	3000	600	4000

注：按照推荐量补充即可，目前没有证据表明超过推荐量效果会更好，更不要按照上限量补充，可能产生副作用（该参考标准为美国 IU 科学会的推荐标准）

鼓励从饮食中获取钙和维生素 D

1 岁以内每天钙的需要量不到 300mg，母乳中的钙含量可以满足孩子的需求，而且生物利用度更好，所以母乳喂养的孩子不需要额外补钙，配方奶的钙含量往往比母乳还高，也不需要额外补钙。

1 岁以后的孩子，钙的来源主要靠牛奶和其他奶制品，在美国，奶源钙占总摄入量的 70%～80%。绿叶蔬菜也是重要的钙源，但单独靠蔬菜很难满足钙的需求。日常补钙除了牛奶和奶制品、蔬菜外，其他的来源包括：豆类、坚果、强化钙的谷物等。

通过日常饮食中补钙，不仅钙的生物利用度高，而且可以同时补充蛋白质、磷酸盐、镁、纤维素等，是补钙的最佳方式，我们应该鼓励孩子多喝牛奶及奶制品（100ml 奶的钙含量约 100mg）、豆类、蔬菜等钙含量高的食物，并对照参考表看看是否补足了。

不推荐使用钙补充剂

对于健康的孩子，钙补充剂不能降低骨折的风险。美国儿科学会不推荐对健康的孩子使用钙补充剂（钙片之类），因为这种方式补钙不仅生物利用度低，而且不利于养成良好的饮食习惯。良好的饮食习惯可以让孩子终身受益，要尽量培养孩子建立健康、均衡的饮食习惯，在饮食中摄入推荐量的钙，只有当孩子不能从饮食中得到足够的钙，才考虑额外补钙。

补钙的同时要补充维生素 D

维生素 D 对于钙的吸收和利用至关重要，如果没有维生素 D，饮食中只有 10% ~ 15% 的钙能被吸收。日照的影响因素太多，通过晒太阳靠皮肤合成维生素 D 的方式很不可靠，而且有患皮肤癌的担心，所以孩子从生后几天开始就应该补充维生素 D。

鼓励孩子多运动

作用于骨骼上的力量可以促进骨骼的构建，承重锻炼可以促进儿童和青少年骨骼矿物质的增加。不同的运动方式会对特定的骨骼产生影响，比如每周 3 次，每次 10 分钟的跳跃锻炼，可以增加股骨颈的骨密度，而且在青春期早期的效果最明显。对儿童和青少年来说，走路、慢跑、跳跃、跳舞这样的活动对骨骼的好处要优于游泳、骑车这样的方式。

不喝碳酸饮料

研究表明，喝碳酸饮料的孩子牛奶就会喝得少，用碳酸饮料代替牛奶会影响钙和维生素 D 的摄入，而且碳酸饮料没有什么健康的好处，应该不喝或尽量少喝。

控制体重

骨密度和 BMI 直接相关，肥胖的人骨折的风险也会增加，肥胖的孩子容易导致维生素 D 不足，在儿童和青少年期间维持健康的体重对于骨骼健康很重要。

激素的影响

雌激素对维持女性骨密度很重要，雌激素缺乏会增加骨的吸收并增加骨折的风险，睾酮、生长激素等会促进骨骼的形成，而肾上腺皮质激素则会加速骨骼的吸收并损害骨骼的形成，但靠谱的医生使用激素前会权衡风险和收益，如果病情需要该用还是得用。

生活方式

吸烟、喝酒、摄入咖啡因会影响成人骨骼健康，儿童和青少年也应该避免。

儿童时期是骨骼发育成熟的重要阶段，人体的骨量 90% 是在 18 岁之前获得，儿童期间的骨骼状况会对健康产生终身影响。影响骨骼的因素很多，而且很多因素我们没法去改变，比如基因、性别、种族等。

孩子大腿皮纹不对称有问题吗

随着儿科知识的普及，很多家长对一些疾病的警惕性都很高，比如有些家长发现孩子臀部皮纹不对称，立马想到孩子是不是有发育性髋关节脱位（DDH），相对以前很多髋关节脱位的孩子拖了很久没发现，最后做很大的手术来矫正，这是一种进步。

但警惕性的提高也给很多家长带来了很多焦虑，皮纹不对称是不是就是DDH？要怎么排除？需要做哪些检查？要不要治疗？这些问题常常折磨着家长们，恰好我女儿也曾有过这个问题。

女儿出生不久，我就发现她的大腿皮纹不对称，我知道女性性别对DDH来说是高危因素，女孩的发病率是男孩的 2～5 倍，我还知道所有限制胎儿活动空间的因素，比如第一胎、出生体重偏重、羊水过少，都可能增大 DDH 的发病风险，而这三个因素里她占了两个，她是头胎，在孕后期也是羊水偏少。

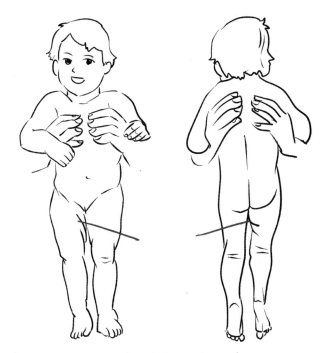

大腿皮纹不对称

　　大腿皮纹不对称和 DDH 的关系如何呢？国内 DDH 的发病率地区差异性很大，平均大约为 0.1%，天津筛查一万多个 6 个月内新生儿，发现存在皮纹不对称的孩子大约为 1.4%，超声筛查可疑或确诊 DDH 为 11.9%；郑州有医生对一千多个大腿皮纹不对称的孩子进行超声筛查，发现 9 个月以下的孩子诊断为 DDH 的大约为 2.3%，9 个月至 1 岁的孩子如果还有皮纹不对称，DDH 达到 9.5%，1 岁以上的孩子则是 40% 以上。所以大腿皮纹不对称的孩子存在 DDH 的风险比别的孩子要高很多，而且持续的年龄越大，风险越大。从这一点来说，家长们的担心不是没有道理的。

　　DDH 在新生儿期是可以没有任何症状的，为避免贻误治疗，外观完全正常的新生儿也应该进行筛查，存在大腿皮纹不对称的孩子自然更应该好好检查一下。好在我自己就是儿外科医生，可以立马动手给她做。

　　髋关节主要是由髋臼和股骨头组成，它们的结构就像杵臼，髋臼就是臼，股骨头就是杵。

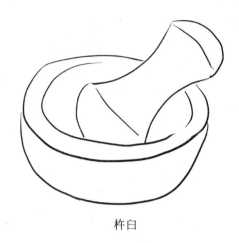

杵臼

不同的是髋关节有关节囊和韧带把杵固定在臼之中，DDH 发病就是由于种种原因，杵没能固定在臼之中，而是可以滑动，跑到臼外去。

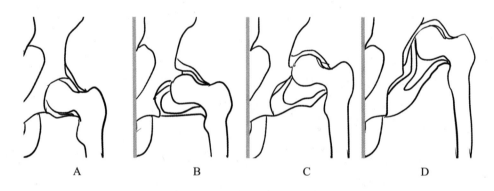

髋关节和股骨头

A，正常位置关系；从 B 至 D，脱位程度逐渐加重

在新生儿期间，筛查 DDH 最简单的方法是体格检查。髋臼固定在骨盆上动不了，正常的髋关节是稳定的，股骨头也不能跑动，我们的检查主要是看股骨头会不会动，如果股骨头能滑动就说明髋关节有问题。

在暖和的房间里，让孩子平躺在床上，脱去衣裤，在孩子安静的时候握住孩子的下肢，屈膝，让髋关节内收，拇指像箭头方向一样用力，这叫做 Barlow 试验。如果感觉到骨头的弹响或跳动，那就可能是有问题。

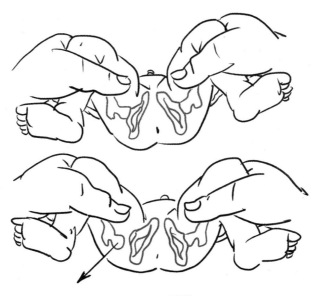

Barlow 试验

　　相反，像下图一样，在将髋关节外展的同时，靠握住大腿外侧的指头，沿箭头方向用力，如果感觉到骨头的弹响或跳动，那可能是股骨头从外面滑进了髋臼，这也说明可能有脱位，这叫 Ortolani 试验。

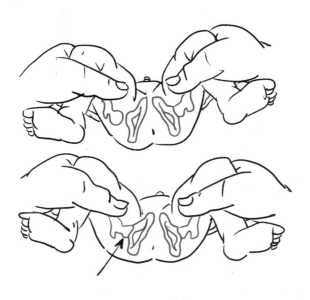

Ortolani 试验

　　但这两个检查主要适用于关节相对松弛的新生儿，孩子到了两三个月，关节比较紧了，上面两个检查就不可靠了。但还有别的检查方法，最常用的是让孩子双髋双膝屈曲平躺（如下图），然后对比两个膝盖的高低，有脱位的一侧膝盖会比较低，这叫 Allis 征或 Galeazzi 征。

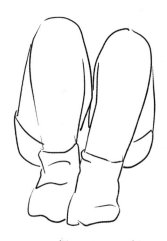

Allis 征（Galeazzi 征）

　　另一个比较可靠的检查是髋关节的外展试验，正常的髋关节可以外展到 80°～90°，DDH 的孩子外展则明显受限，有的只能到外展 40°～50°。

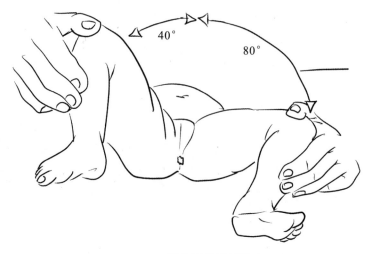

髋关节外展试验

我给女儿做了这些检查，并没有发现什么问题，但还是有些不放心，那就只有到医院再做检查了。如果孩子已经 6 个多月了，拍片子直接看骨头会比较可靠，根据 X 线下股骨头和髋臼的关系，基本可以确定是否有脱位和脱位的程度。但在 6 个月之前，孩子的股骨头还主要是软骨，在 X 线下看不到，没法判断位置，但超声波是可以探到软骨的。

在欧洲很多国家，新生儿会常规进行超声筛查 DDH，超声没有射线，还可以检测到 X 线检测不到的软骨，这是它的优势，但它受检查医生的经验影响比较大，而且假阳性比较高，有些正常的孩子做超声筛查也会报告异常，尤其是新生儿，结果导致对这些正常的孩子做了不必要的治疗。还有研究发现对新生儿来说，超声并不比体格检查更可靠，所以美国并不推荐所有的新生儿常规做超声筛查。黄种人 DDH 发病率远低于白种人，所以更不需要常规进行超声筛查。

但同样，体格检查也受孩子的状态和检查者经验的影响，如果孩子哭闹、抵抗也可能影响检查结果，检查者用力过大怕损伤孩子，用力过小又可能检查不准，所以体检也只能作为初步的筛查，一旦体格检查怀疑有问题，或者有 DDH 的高危因素，比如臀位产、DDH 家族史、斜颈的孩子，还是需要通过超声或 X 线来进一步排查。

DDH 如果发现得早，治疗起来要简单一些，孩子受的痛苦也更小，所以我还是去给女儿做了超声检查，庆幸的是没有问题。DDH 以前叫先天性髋关节脱位（CDH），后来发现这个病并不是完全由先天因素造成的，所以改成了发育性髋关节脱位（DDH），说明生后的因素也起了很大的作用，比如双下肢捆绑并用襁褓，孩子的下肢被长期固定在不恰当的体位，都会增加 DDH 的发病风险，这也是北方地区 DDH 发病远高于南方地区的原因。所以为保险起见，我嘱咐家人不要用襁褓包孩子，多用背带背孩子，让孩子的下肢像青蛙一样展开，这样股骨头就可以紧贴髋臼，以降低 DDH 的发生风险，我女儿走路之后没有发现任何的异常，所以我就完全不用担心了。

如果孩子一旦诊断为 DDH，就需要进行治疗，治疗的原则是让杵固定在臼中，让杵和臼互相刺激发育，构成一个稳定的关节。

越早治疗，治疗方法越简单，效果也好，有的只需要用特殊的支具固定下肢，有的需要石膏固定。如果DDH没有及时发现，等孩子开始走路之后就会出现跛行，因为双下肢不等长且承受的力量不均匀，孩子走路就像鸭子一样一摇一摆，关节的畸形也会因为负重进一步加重，这个时候再去治疗，难度会增大很多，有些孩子还要承受手术的创伤，严重的还需要截骨，风险大不说，效果还不一定好。

所以，所有婴儿的父母都应该检查一下自己孩子的下肢，一旦怀疑孩子可疑DDH，要尽早找医生检查，诊断明确之后也要尽早治疗。

孩子包皮那些事

那天在手术室，一位美女护士感叹道："我觉得你们外科医生离婚就像切包皮一样。"看我们愣住了，她接着说，"你看每年暑假那么多切包皮的孩子，家长都是跟风，看到别家孩子切了自己孩子也去切，你们外科医生离婚也是这样。"

我不禁哑然，包皮的事暂且不说，事实上我们外科医生离婚的也不多啊。

儿童医院泌尿外科门诊是外科里最忙的专科门诊，原因就是看包皮的孩子太多了，包茎、包皮垢、包皮炎等。每到寒暑假，预约包皮手术的都是大排长龙，这些包皮问题该怎么处理？要不要切包皮也是很多家长的疑问。

男孩包皮问题最常见的是包茎，指的是包皮将龟头裹在里面，不能翻起来，龟头不能外露，几乎所有的男孩出生时都是包茎。随着年龄的增长，阴茎自然勃起牵拉，包皮和龟头之间的粘连会逐渐松开，渐渐的包皮可以翻起来了，龟头也可以露出来了。

但什么时候能翻起来，这还是因人而异。国外的教材说，90% 的孩子到了 3 岁时包皮可以完全翻起来，但国内的孩子似乎没这么早。浙江有医生统计了两千多个上幼儿园的孩子，发现 3～4 岁的孩子还有 55.5% 为包茎，5～6 岁时候还有 44.1%。

从理论上讲，包皮翻不起来可能容易导致包皮垢堆积和尿液粘留，增加包皮龟头炎的风险；很多孩子因为包茎做了手术。事实也是，2 岁以内的孩子，切了包皮和没切包皮的比起来，泌尿系感染的风险要降低 3～10 倍，切了包皮后孩子长大了发生包皮龟头炎的风险也明显降低。

但并不是所有的包茎都会引发问题，大部分孩子长期包茎也不出现任何症状，而且包茎绝大部分会随着年龄增长自己解决，如果到了 10 岁还有包茎，或者是包皮末端瘢痕狭窄引起的包茎可以去手术。如果没有引发症状，单纯包茎和包皮垢都不足以成为切包皮的理由，是否做很大程度取决于家长的意愿，家长要求切，医生一般也会满足。

总体而言，在新生儿期做包皮切除术，可以明显降低 1 岁以内泌尿系感染风险，长大后通过异性获得 HIV 和其他性传播疾病的风险也可以降低。就目前的研究证据来说，新生儿期切包皮的收益大于风险，在充分了解收益和风险的情况下，如果家长想给孩子切，美国儿科学会的意见是应该支持，但目前的证据还不足以推荐所有的新生儿常规去切包皮。

需要指出的是，欧美国家孩子切包皮很多是出于宗教文化的原因，国内没有这种文化，所以国内也很少在新生儿期就去切包皮。

包茎包皮垢会增加泌尿系和包皮龟头感染的风险，包茎的孩子如果经常发生泌尿系感染，或者包皮红肿，医生一般会建议去切，毕竟是个小手术。包皮手术没有严格的年龄限制，国内医生多建议在五六岁以后再做，如果是有经验的医生去做，手术很安全，虽然可能会有出血、感染、粘连、外观难看等问题，但也很少见，更不会影响以后的性功能。

如果不切包皮，医生可能会建议包茎的孩子去做扩张翻洗，有的是为了扩开包皮让它能翻起来，有的是为了去除包皮垢，但包茎如果没有引起孩子的不适，其实不需要处理，因为这是生理现象。美国儿科学会和加拿大儿科医生协会的意见是不要强制孩子去翻洗，因为会引起疼痛、撕裂、出血，甚至引起瘢痕粘连、瘢痕包茎，反而需要手术。在包皮能翻起来之前，平时可以用肥皂和水常规清洗，顺其自然到了一定年龄，包皮能上翻起后，教孩子在洗澡时把包皮翻起来清洗一下，洗完后要把包皮翻回去，以免水肿导致包皮卡住龟头。

对于包皮垢，很多家长看到白白的一块东西在包皮里都很害怕，但如果没有引起感染什么的，包皮垢也是正常的，不需要特意处理，除非是自己出来，也不要特意去把包皮垢挤出来。至于有些医生说包皮垢会引起阴茎癌之类的言论，只不过是一个从没证实过的传说。

裴医生贴士：包皮龟头炎

包皮龟头炎并不少见，有的孩子突然一天发现小鸡鸡又红又肿，又痒又痛，这种情况有的是因为细菌感染，有的是因为过敏或其他原因引起的皮炎，需要找医生检查确定。如果是细菌感染引起的，医生可能会开抗生素或者外用消毒洗剂，同时要让孩子多喝水，平时注意卫生，最好穿柔软的棉质内裤。如果包茎的同时经常发生包皮炎，可以考虑做包皮手术。如果是过敏或其他皮炎，医生可能会让孩子吃点抗过敏药，注意不要让孩子去抓挠进一步刺激加重皮炎。

孩子的淋巴结要不要紧

很多家长无意中发现，孩子脖子上有几个小包包，像花生米一样大小，摸起来滑溜溜，以为是长什么东西了，然后赶紧带孩子到医院。

这种情况非常常见，以前在急诊外科的时候，好几次遇到晚上急诊来看淋巴结的，原因是家长晚上给孩子洗澡时发现了这些包包。

医生看完之后，确认是淋巴结，但很多家长还是很紧张，因为很多人都听说过一些和"淋巴"有关的严重疾病，比如淋巴瘤、白血病什么的，为什么自己孩子会有淋巴结、要不要紧、要不要治疗？这些是很多家长的疑问。

无论是大人还是小孩，每个人身上都有很多淋巴结，而且成群聚集。每一群淋巴结分管身体的一部分区域，当入侵身体的细菌、病毒从淋巴管进入淋巴结之后，一方面大部分可以被淋巴结过滤清除，另一方面可以刺激人体的免疫系统引起免疫反应，包括淋巴结反应性增生。所以，淋巴结既是人体的一道屏障，也是一个报警器。

孩子刚出生的时候一般都摸不到淋巴结，出生后开始接触各种病原，孩子的免疫系统在与病原的接触中不断完善成熟。作为免疫系统的一部分，淋巴结在这个过程中会缓慢增生，所以很大一部分孩子都可以摸到淋巴结，尤其是在后脑勺、脖子、耳朵后面。因为这些部位相对暴露，更容易被发现。另外可能是孩子的呼吸道感染很常见，淋巴结经常处于炎症刺激下容易增生。这个增生过程会一直持续到青春期，随后淋巴结会慢慢缩小，渐渐地就摸不到了，所以大人很少能摸到淋巴结。

有人统计大约一半的儿童可以摸到淋巴结，所以如果自己孩子摸到了，也不用紧张，大部分都是正常的增生。正常的淋巴结，大多为黄豆或花生米大小，表面光滑，质地柔韧，可以滑动，摸起来不痛，孩子也不会有别的不舒服，如果是这种，动态观察就可以了，既不需要打针，也不需要吃抗生素，更不需要吃什么中药。

需要警惕的是那些异常的淋巴结改变。通常认为当颈部和腋下的淋巴结直径超过了 1cm，腹股沟区的淋巴结直径超过 1.5cm，就算淋巴结异常肿大了。感冒发热之后很多孩子都会发现淋巴结肿大，当淋巴结持续肿大不消退，或者淋巴结在一两周内迅速增大，或者几个淋巴结融合成团，变得特别硬，固定不能滑动，或者孩子同时出现了其他症状，那就需要小心，最好找医生检查一下。

引起淋巴结异常改变的原因有很多，最常见的还是感染，包括普通的细菌、病毒感染，也可能是特殊细菌、病毒及其他病原体感染，需要抗感染或对症治疗。还有些可能是自身免疫性疾病、恶性肿瘤等疾病的表现，比如前面所说的淋巴瘤、白血病等，这也是家长最担心的问题，虽然比较少见，但碰到了就比较麻烦，需要医生做详细的检查来排查。

当然也不是头颈部的小包包都一定是淋巴结，也有些是皮样囊肿、骨膜囊肿、甲状舌管囊肿、皮脂腺囊肿、毛母质瘤之类的异常包块，一般需要手术切除，有经验的外科医生通过触摸基本可以和淋巴结进行区分，有的需要超声检查鉴别，家长不确定的时候可以找医生看看。

孩子一天睡多久最合适

睡眠对健康很重要，对处于生长发育阶段的孩子更为重要。

睡眠不足，可导致孩子出现注意力、行为和学习等问题，增加事故、受伤、高血压、肥胖、糖尿病、抑郁的风险。青少年睡眠不足还会增加自残、自杀念头和企图的风险。

睡眠过多同样可能损害健康，导致高血压、糖尿病、肥胖和精神健康问题。

那孩子一天睡多久更合适？

美国睡眠医学学会成立了一个由 13 名睡眠医学和研究专家组成的委员会，通过对八百多篇论文的分析、讨论、表决，历时 10 个月最终形成了一个推荐意见。

这是美国睡眠医学学会第一次发布这样的推荐意见，建议结果如下表：

不同年龄每天睡眠时长推荐

年龄	推荐睡眠时长
4～12 月龄	12～16 小时（包括小睡、打盹）
1～2 岁	11～14 小时（包括小睡、打盹）
3～5 岁	10～13 小时（包括小睡、打盹）
6～12 岁	9～12 小时
13～18 岁	8～10 小时

4 个月以内的孩子因为睡眠模式和持续时间变数太大，而且对健康影响的相关证据不足，未制订推荐意见。

这份意见也得到了美国儿科学会、睡眠研究协会以及美国睡眠协会的支持。

儿童处于发育阶段，保证充足的睡眠时间，有利于孩子养成健康的生活方式。家长的睡眠习惯也会影响孩子，所以我们应该做好睡眠的榜样，每晚至少睡 7 个小时。

牙齿，别让孩子走自己的老路

　　大概从二十多岁起，我就开始被牙齿的问题困扰。印象最深的是刚工作没多久，回学校参加执业医生考试，返回医院的火车上牙痛得彻夜未眠，恨不得撞头，回医院后急匆匆找同事看：龋齿牙髓化脓。仔细检查后发现四颗牙齿龋齿，都陆陆续续做了治疗。

　　大约在三十岁，有颗做过治疗的牙齿缺失了一半，然后做了牙体修复。在那一刻，我悲哀地意识到身体有一个部分残缺了。但这只是开始，此后4个牙齿都陆陆续续做了根管治疗，装上了牙冠。

　　但做过修复的牙齿和其他健康的牙齿终究还是有区别，偶尔会痛，不太敢咬东西不说，还总是反复嵌塞。找过几个牙医，更换过好几次牙冠，问题依旧。牙齿有问题，不但影响进食，时间长了还可能因为单侧咀嚼影响面容外观，也可能因为长期慢性感染导致一些其他的健康问题。

　　学医以后我就开始很注重口腔健康，但依然被牙齿问题所困扰，是因为这几个牙齿小时候就出了问题。如果时光能够倒流，我会从小就好好爱护牙齿，注重口腔健康，可惜那时候什么也不懂，也没有人教我。

因为自己饱受牙疾之苦，自己有了孩子后，我不想让她长大后被同样的问题困扰，希望她长大后能有一口整齐漂亮的牙齿，能自信的笑，不需要每次吃饭小心翼翼，吃完饭后牙塞得难受，不需要经常被牙痛折磨。我特别关注她的牙齿健康，从她有了第一颗牙以后，只要自己在家，就会帮她刷牙，也会定期带她去看牙医、涂氟、做窝沟封闭。

我幼年时候的生活和医疗条件和今天相比不可同日而语，但遗憾的是，现在我作为一个儿科医生，却还是经常看到很多来就诊的孩子满口的烂牙。有的时候看到孩子父母穿着满身的名牌，但孩子一张嘴却惨不忍睹。

如何维护和提高幼儿口腔健康，这种话题本来轮不到我这个小儿外科医生来说，但因为自己有切身之痛，现在在工作中看到还有那么多孩子在走我几十年前走过的路，深感父母对孩子口腔健康关注得太少了，大概是因为龋齿这样的口腔问题是一个缓慢而持续的过程，不像感冒发热这样的急性问题让家长着急焦虑。

要维护孩子的口腔健康，关键还是要提高父母对孩子口腔健康的认识，从而提高关注意识。

裴医生贴士：如何维护孩子的口腔健康

1. 一旦长了牙，家长就要每天给孩子刷牙，用含氟牙膏每天刷2次，3岁以内牙膏用量为米粒大小，到了3岁要用豌豆大小。在孩子学会自己熟练刷牙之前（通常在8岁左右），家长每天都要帮助、指导孩子刷牙。

2. 建立良好的入睡程序：刷牙、听故事、睡觉，睡觉前刷好牙就不要再吃东西了，不要让孩子含着奶瓶睡觉。

3．为避免奶瓶龋，1 岁起就应该逐渐戒掉奶瓶。

4．少吃含糖食物，鼓励孩子平时只喝白水，不喝碳酸、含糖饮料，100% 纯果汁饮用也应有所限制，建议每天不超过 110～170ml。

5．父母应该做好口腔卫生的示范，不要把过自己嘴的食物再给孩子吃，尤其是有牙齿问题的家长，因为大人嘴里的变形链球菌会通过这种方式传给孩子，从而增进孩子龋齿的风险。

6．定期带孩子看牙医，涂氟、做窝沟封闭，为牙齿做好防护，发现问题及时处理。

不要以爱的名义
伤害孩子

　　爱孩子，就应该让他穿得舒服，而不是让他多多穿衣服。那些被活活捂热致死的孩子，是死于家长的无知，死于社会文明的落后，这不是某一个人的错，而是整个社会的问题。

　　如果因为偶发的疫苗问题而拒绝给孩子接种疫苗，只会增加更多流行病暴发的风险，让我们自己的孩子和别人的孩子处于更危险的环境。

摇孩子会不会把孩子摇傻

　　微博上之前广泛流传着一个国外案例，一个可爱的小女孩，当时才 8 个月，因为父母分开了被爸爸带着过周末，一个半小时后竟然呼吸心跳停止被送往医院，诊断为脑出血、骨折等问题，做了包括半脑切除等多次手术。手术后孩子嘴里插着管子，身上多处手术瘢痕，经过后续的康复治疗情况逐渐好转，但依然遗留了癫痫、右下肢无力等后遗症，而这一切的原因竟然是因为哭闹不止被爸爸剧烈摇晃过。

　　这个故事转发量很大，也引起了一些家长的恐慌，摇晃孩子竟然能造成这么大的伤害？

　　这个案子是真实的，医学上也确实有"婴儿摇晃综合征"这个诊断，为什么孩子被摇晃后就变成这个样子了？孩子在摇篮里、婴儿车里、抱着哄睡也经常被摇晃，会伤害孩子吗？为了避免这种无谓的伤害，每个新手父母都应该了解一下婴儿摇晃综合征。

　　婴儿摇晃综合征是大人对孩子剧烈快速摇晃造成的颅脑损伤，损伤的具体机制还不是很明确，可能是因为孩子头部占身体重量的比例更大，而颈部肌肉又不发达，不能很好地支持保护头部，在剧烈的摇晃之下，头部急剧加速减速，脑组织因为惯性和颅骨发生冲击挤压，造成脑组织损伤或颅内血管破损出血，很多虐待性颅脑外伤的孩子只有被摇晃过而没有被撞击过也支持了这种推论。

　　婴儿摇晃综合征主要发生在1岁以内的孩子，尤其是2～4个月的孩子，可能是这个年龄段的孩子比较爱哭又比较脆弱，最大的可以到5岁。至于多剧烈、多快速的摇晃才会造成伤害是没办法去定量的，也不会有人拿孩子去做这种实验。但可以明确的是，婴儿摇晃综合征属于儿童虐待，是大人抓住哭闹不止的孩子使劲摇晃宣泄自己的情绪，是外人都能看出的明显伤害性动作的结果。

　　硬膜下和（或）蛛网膜下以及视网膜出血，但头外部却看不到明显的撞击伤，是婴儿摇晃综合征的重要特征，孩子可以有烦躁、昏睡、喂养困难、呕吐、惊厥等症状，严重的会昏迷，甚至呼吸心跳停止，5个孩子中就有1个会死亡。经过治疗有的孩子会留下失明、失聪、癫痫、智障、脑瘫等后遗症。

　　欧美发达国家很重视儿童权益保护，孩子在家里突发的病情变化或意外拨打911后，救护人员和警察都会到场，警方会跟踪随访诊疗以判断是否有虐待的可能。一旦被医生诊断为婴儿摇晃综合征，家长可能面临儿童抚养权的剥夺甚至监禁，比如开始提到的那个小女孩的父亲，就因此被判刑。

　　但在我国，儿童权益保护还远远不足，对于有颅脑外伤的孩子，一般家长说是怎么回事医生就当是怎么回事，因为多一事不如少一事，医生很少会直接下儿童虐待的诊断，即便是医生怀疑虐待报警，也常常是不了了之。所以婴儿摇晃综合征在国内比较少诊断，并不代表国内的孩子比较耐摇，也不代表国内儿童虐待少见。

　　导致孩子被摇晃伤害往往是因为家长情绪失控，对于新手父母来说，从没和这么小的孩子相处过，不能明白孩子为什么怎么哄都哄不住，最后被孩子的哭声弄得心烦意乱失去理智，也可能没意识到孩子比他们想象的更娇嫩，这样摇晃竟然会导致如此严重的后果，最终酿成大错。

事实上对于不会说话的孩子来说，哭闹几乎是他们和外界交流的唯一方式，孩子哭了要先检查孩子是不是尿了或者拉臭了，是不是饿了，是不是衣服穿得不合适，同时也要排除一些疾病的表现，然后可以抱、可以哄、可以包襁褓，也可以用奶嘴，还可以让他听白噪声（比如电风扇的声音），听轻柔的音乐，可以用婴儿床推着走走，或者开车带他出去逛逛，这些都是常用的安抚孩子平息哭闹的方法。

但这些方法并不一定有效，尤其是对肠绞痛的孩子来说，家长要知道这是一些孩子必经的阶段，过了这个阶段就会慢慢好了。一个人带着一个持续哭闹几个小时怎么哄都哄不住的孩子，确实很容易抓狂。如果各种方法都试过了还是安抚不了，可以找医生看看，也可以找亲近的人帮忙来带带，甚至可以把孩子放在一个安全的地方由着他哭十几分钟，自己找个安静的地方放松一下，平复自己的情绪。

孩子哭一阵不至于有什么伤害，因为他哭而使劲摇他、打他、扔他才可能造成不可挽回的伤害，除了控制自己不去做这些伤害性动作，也要告诫其他帮忙带孩子的家人、亲朋好友、保姆等不要这样做，尤其是男性，因为他们是儿童虐待的主角。

虽然多大的摇晃能给孩子造成伤害很难衡量，但可以明确的是婴儿摇晃综合征是一种故意伤害性的动作造成的结果，也是可以预防的。只要能控制住自己并告诫其他带孩子的人不对孩子做伤害、危险的动作，就不用担心。

当然，可以肯定的是把孩子放在摇篮里轻轻摇，抱着孩子轻轻晃哄睡，这些比坐车还舒缓的晃动不会对孩子造成伤害。

裴医生贴士：能省钱或许还能救命的育儿常识

衣服不要穿太多

孩子穿衣顶多比大人多一件，过度穿衣服不利于孩子活动，还可能导致捂热综合征，避免过度穿衣还可以降低婴儿猝死的风险。

母乳喂养好

母乳喂养经济又方便，有利于孩子发育，减少生病，还有利于母亲身体恢复。世界卫生组织建议在婴儿出生后 6 个月内进行纯母乳喂养，继续母乳喂养至 2 岁或更长时间，同时要补充其他适当的食物。

警惕气管和消化道异物

不要给孩子玩可以放进嘴里的小东西，如硬币、纽扣、纽扣电池、小磁铁等。5 岁以下应该避免以下食物：热狗、坚果和果仁、块状的肉和奶酪、整颗葡萄、软或硬糖、爆米花、块状的花生酱、块状的蔬菜、口香糖，以免引起窒息。

1 岁以内仰着睡，趴着玩

仰着睡可以降低婴儿猝死综合征的风险，清醒的时候在大人的看护下可以趴着玩，这样能够促进肌肉和运动的发育。

不要用学步车

学步车不能帮助孩子学步，反而大大增加孩子意外伤害的风险。

感冒不要乱吃药

感冒是由病毒感染引起的，目前没有有效的抗病毒药，感冒药都是缓解症状而不能治好感冒，FDA 建议不要给 4 岁以下的孩子吃非处方感冒药，如果不是医生建议，也不要给 4～6 岁的孩子吃，这些药对孩子没用还可能引发危险。3 个月以内的孩子感冒要看医生，3 个月以上的孩子出现呼吸困难、口唇发紫、耳朵痛、体温超过 39℃等情况也要看医生。

咳嗽不会咳出肺炎

咳嗽是一种保护性反射，咳嗽不会咳出肺炎，相反，把痰咳出可以避免肺炎。止咳药和感冒药的使用原则一样，除非是医生开的，不要给 6 岁以下孩子吃止咳药。长时间剧烈咳嗽可能让孩子难受，影响睡眠，要鼓励孩子多喝水，可以用加湿器保持空气湿润，1 岁以上的孩子也可以吃点蜂蜜试试（为避免肉毒中毒，1 岁内禁用蜂蜜！）。3 个月以下的孩子咳嗽超过 10 天，咳嗽越来越重，痰液黄稠、带血等情况要看医生。

发热不等于是坏事

发热对孩子病情有利但会引起不适，应对发热要注意孩子的精神状态，让孩子多喝水，体温超过了 39.0℃ 且孩子不舒服时可以用退热药，相对安全的退热药是布洛芬和对乙酰氨基酚，发现不对劲、心里没底的情况就上医院，其他事情孩子怎么舒服怎么来。

腹泻预防脱水最关键

腹泻预防脱水最关键，建议用低渗口服补液盐补液，在腹泻期间继续喂养或增加母乳喂养的次数，可以给孩子补锌 10 ～ 14 天。脱水厉害、血便、频繁呕吐等情况要尽快看医生。

保护孩子，远离学步车

学步车有个很好的名字，很多父母一听，以为可以帮助孩子学走步，就买了一个，甚至去看望朋友的孩子时也拿这个当礼物。还不能独自站立的孩子，往车子里一放，孩子脚尖轻轻一点地，就可以满地跑了。孩子玩得开心，家长也觉得轻松，这场景似乎看上去很美。

然而，很多父母并没有意识到，将孩子放进学步车其实也意味着让他们暴露于危险之中，有时这些危险还是致命的。央视曾报道过一个孩子坐在学步车里从台阶上摔下，导致颅脑损伤的案例，引起很多人的关注。事实上，这样的事件绝非偶然。学步车对儿童"学步"并无帮助，相反它还会带来意外伤害的风险，对于家长来说，购买学步车实在不是一个明智的选择。

儿童学步车的安全问题由来已久，在国外很早就引起了医学界的重视。从 1990～2001 年，美国总共有约 197 200 个 15 个月以下的孩子因为学步车相关伤害到急诊室就诊。

　　为什么学步车会造成这么多伤害？学步车给了孩子和他年龄、危险意识不相称的速度和空间，这就是造成各种伤害的原因。

　　学步车的车轮使还不会走路的孩子能轻易地以较高的速度移动（速度可以超过1米/秒），然而这么大的孩子对危险没有多少意识，也不会自主控制车子，随时可能朝危险的地方冲过去。绝大多数学步车都没有制动装置，即便有，孩子也不会使用。有些家长觉得只要自己看好了就不会有事，而事实是速度这么快，即便家长一直在监视也可能反应不过来，美国的统计发现69%的相关学步车意外都是在大人看护下发生的。更何况很多家长就是抱着省力省心的想法才给孩子用学步车的，把孩子往车里一放就走开了，风险就更大了。

　　因为速度过快直接冲下楼梯或台阶，然后翻倒造成孩子外伤，这是学步车相关伤害最常见的类型。根据美国的数据，从楼梯上摔下造成的外伤占了学步车相关伤害的75%以上，很多都是头颈部外伤，包括颅骨骨折、颅内出血等，而且几乎所有的严重外伤都是这种方式造成的，央视报道中的那个孩子也属于这一类。

　　学步车相关的伤害事件中，烫伤也比较常见。借助学步车，孩子可以去一些以前他不能去的地方，比如厨房、卫生间。在这些地方，碰翻热水瓶、掉进浴缸、水桶里的事情都有可能发生。学步车也给原本只能爬行的宝宝创造了新的高度，他可能接触到一些以前不会碰到的危险因素，比如扯下桌布、打翻桌上的热茶。2012年12月山东聊城一幼儿坐学步车撞翻开水锅被烫伤……这类新闻并不少见，而国外也早有类似的文献报道。

　　因为速度过快，即便没有翻倒，学步车也容易发生各种擦碰，同样会给孩子造成各种伤害，比如磕破头、磕伤牙齿、划破手指等，这类小患者在外科急诊也不少见。

　　很多家长认为学步车可以帮助孩子早点学会走路，促进发育，但事实上这一点也并不如人愿。孩子在学步车里身体靠坐垫支撑，行走的时候主要依靠足尖滑动，"站立"和"行走"的模式都不同于真正的走路，这样的运动很难说能对学走路产生什么正面作用。甚至还有一些研究显示，学步车可能对孩子的运动发育造成负面影响。

早在 1977 年，有人将 6 对双胞胎孩子随机分组，发现每天使用学步车 2 小时的孩子出现很多非正常的肌电表现，明显不同于不使用学步车的孩子。随后在 1982 年，有人对 15 对双胞胎随机分组，从 4 个月大时开始，一组每天至少用 1 小时学步车，另一组不使用，发现两组孩子开始走路的时间没有明显差别。2002 年发表于英国医学期刊（*BMJ*）的一篇文章认为，使用学步车的孩子爬行、独立站立、独立行走的时间均晚于不用学步车的孩子。但这项研究不是随机对照试验，所以也有人质疑结论，认为需要进一步研究。

学步车对孩子发育不利的证据还不充分，但考虑到目前没有发现它对孩子有利的证据，而导致意外伤害的证据却相当充分，对孩子而言它还是有弊无利。

减少危险，远离学步车

为了降低相关意外伤害，美国于 1997 年对学步车出台了新的标准，要求学步车要做得更宽大（这样就不能穿门而出），或者能在台阶边缘自己制动，以减少意外的发生。新标准实施之后，学步车相关伤害大幅下降，但直到 2001 年，仍有 5001 例相关伤害发生。

为了彻底避免伤害，美国儿科学会旗下网站建议"把学步车扔出去"。加拿大政府走得更远，他们于 2004 年开始禁止使用和销售学步车，其他国家的医学界人士也呼吁政府向加拿大学习。著名医学期刊《柳叶刀》曾刊文呼吁加大对学步车危害的宣传。2011 年我国原卫生部发布的《儿童跌倒干预技术指南》中也明确指出，不建议婴儿使用学步车。

对孩子有害无利的学步车，为什么还有这么多家庭使用？一方面是宣传不足，很多父母没有意识到学步车的危害；另一方面，学步车确实也给父母带来了方便。即便是在政府禁用后，加拿大有孩子的家庭中有学步车的还是占到了 21%。由此可见，婴儿的辅助行走工具还是有很大的现实需求。那么，有没有既能避免危害又能满足这种需求的产品呢？学步车最大的风险来自车轮，选用固定的活动中心、游戏场和游戏围栏，可以让孩子在里面练习坐、爬、站、走。实在抱累了，大一点的孩子也可以让他坐在高椅上玩。

看到这里大家可能也注意到，文章里所引用的数据都是来自国外，不是我有意为之，而国内几乎没有相关数据。

我曾在微信上做过调查，使用了学步车的家庭中发生相关伤害的比例达到了 9.5%，考虑到国内巨大的人口基数，这种意外伤害的数量是惊人的。所以学步车相关伤害并不是国内没有发生，而是在国内还没有得到足够重视。不仅是普通家长，很多儿科医生也没有专门关注过这个问题。为了减少学步车对孩子的伤害，无论在研究还是宣传方面，我们都有很长的路要走。

（本文首发于果壳网）

被动操，玩不好真的很被动

微博上曾经有个很火的视频，一位老医生，给一个还不能很好抬头的婴儿做所谓的"被动操"。在视频里，只见她剧烈地左右翻动着孩子的身体，甚至倒提着孩子摇晃，宣称可以促进孩子的大脑发育。很多人还纷纷表示开眼了、学习了，有的还说要照着给自己孩子做做。

我想说的是，这个操作既不规范，也不神奇，当你打算这样折腾自己的孩子时，请先了解一下婴儿摇晃综合征，做这样的被动操，玩不好真的很被动。

我们都知道，月龄小的孩子不能抬头，因为他们颈部肌肉力量还比较弱，还不能很好地支撑、保护头部，我们在抱不能自己抬头的孩子时，一定要用手托住孩子的头颈部，以防止孩子颈椎过度屈伸造成损伤。

视频里那个孩子看起来也就 2 个月左右，还不能很好地抬头。如果在快速翻滚孩子身体，拉着上臂起身，提着孩子上臂悬空，倒提孩子左右晃的时候没有很好地保护孩子的头颈部，会冒很大的风险，读过前面的文章应该知道，这样做有可能导致婴儿摇晃综合征，这也是主要的危害。

此外，婴儿还很娇嫩，关节韧带也很松弛，拉着孩子的双手，让孩子整个身体悬空，也可能对上肢造成牵拉损伤。儿科医生都知道这种动作容易诱发一个问题——"桡骨小头半脱位"。很多孩子，哪怕更大一点的孩子，也经常是因为被父母拉着胳膊然后就脱位了，合格的儿科医生，是不会给这么大的婴儿做这种动作的。

有人可能会说，我的孩子也这样做过，怎么还好好的？这些动作会增加上文所说的各种风险，当然不等于说每个孩子都会发生。就像告诉你飙车风险大，你说我飙完了我怎么还好好的，那我只好说你高兴就好。

在做任何一件事之前需要权衡的是风险、利弊，如果这样做真有很大的好处，而且没别的更安全的方式，那冒一点点风险也是可以理解的。视频中的医生说婴儿阶段是脑发育的关键期，做运动不长肌肉长大脑，同时告诉家长要分秒必争的做。很多家长也是抱着对孩子好，不输在起跑线上的心态去做，所以这类被动操在国内很流行。

被动操对于存在神经、肌肉、骨骼问题的孩子，比如脑瘫之类的疾病，通过被动牵引可能可以改善肢体张力，改善这些患者的肢体功能。对于健康的孩子，做操的时候妈妈和孩子多一点肌肤接触，能让孩子增加一点肢体活动，也能在和妈妈的眼神表情交流中感到安全感，可能有点好处。但目前并没有优质的临床证据表明，被动操对健康婴儿有运动、神经及智力方面的促进意义。

妈妈对孩子进行婴儿抚触、对孩子说话、给孩子亲子阅读等这些安全的方式，同样可以增进母婴交流，促进母婴感情，让孩子和妈妈感到愉悦；而且有证据证实，给孩子说话、阅读可以刺激孩子的大脑发育。

被动操对孩子来说是被动的，大人掌握不好力度会让孩子感到不适，就像那个视频中，孩子在被剧烈翻动时不停哭闹，孩子没有安全感，对亲子关系也是一种伤害。如果像视频里那样剧烈、粗暴的进行所谓的"被动操"，发生损伤甚至的意外的风险都很大，已经有被动操导致孩子骨折的临床报告了。

　　所以，对于健康的孩子，与其为了一点虚无的智力提高去花钱做这样的被动操折腾孩子，不如花点时间陪孩子说说话，读读绘本。如果要增进孩子的肢体锻炼，也可以在孩子清醒的时候让他多趴着，同时记得看住他。对于有神经肌肉疾病的孩子，康复训练应该在正规的医疗机构进行。

育儿强迫症之穿衣强迫症

有次收治一个十几天大的新生儿，孩子发热，双侧大腿软组织红肿，考虑为细菌引起的软组织感染，在城市里，这样的软组织感染现在并不多见了。

那时还是春天，室温有 20 多度，孩子父母两个都只穿了一件短袖，孩子却里里外外穿了 5 件衣服，最外面的是一件厚厚的棉衣，孩子小脸红彤彤的，伸手一摸，身上全是汗，衣服穿成这样，发生软组织感染我也不奇怪了。

这样的家长并不是一个两个，而是经常可以遇到。有些发热的孩子，查房的时候嘱咐减少一点衣被，家长无动于衷，自己动手给孩子减少一个盖被，脱掉一件衣服，转身发现孩子奶奶又给加回去了，因为有些家长认为孩子发热应该捂汗，汗捂出来了，感冒就会好了。

我可以理解孩子家长的想法，孩子小，怕他冻着，多穿几件可以给他保暖。确实，新生儿，尤其是早产儿的自我体温调节能力还比较弱，需要在一个相对适中恒定的环境温度下才能维持正常的体温，有些早产儿还需要放在暖箱里待上一阵子。但中国的家长对孩子穿衣似乎有普遍的强迫症，总觉得孩子会冻着，认为衣服穿的越多越好。没有哪个父母不希望自己的孩子好，但如果无知，好心也会办坏事。

任何事情都是过犹不及，衣服穿少了会冻着，目前的经济条件下不怎么担心这一点，但给孩子衣服穿太多实在是太普遍了，很多家长情愿在孩子脖子上塞个吸汗的毛巾也不愿给孩子脱掉一件衣服，一到秋天就把孩子穿得像个粽子，却不知道衣服穿多了一样会损害孩子的健康。

对新生儿和婴儿来说，穿得太多，最严重的就是捂热综合征。孩子的身体都限制在厚厚的衣服里，产生的热量无法散发，衣被里的温度越来越高，孩子又小，热得不行了也不会诉说和挣扎，长久的高温导致孩子高热、脱水、缺氧、昏迷，甚至呼吸、循环衰竭，这就是捂热综合征。这是一个很有中国特色的疾病，每年都有很多孩子因此丧命。过度穿衣还会增加婴儿猝死的风险。

除了这些严重后果，穿衣过多还会限制孩子的肢体活动，让孩子的运动发育落后。有个疾病叫发育性髋关节脱位，在北方地区发病率明显高于南方，就可能与北方的孩子穿衣服多，下肢长久固定在不恰当的体位有关。

孩子的新陈代谢本来就比成人旺盛，过多的衣服让孩子更容易出汗，容易出现痱子、毛囊炎等皮肤疾病，这些小的感染病灶也可能扩散，进而导致软组织感染，甚至蜂窝织炎，就像文章开头提到的那个孩子。在孩子感冒发热的时候捂被子更危险，热量无法散发可能导致体温持续上升，甚至达到42℃以上，短时间内大量出汗还可能导致脱水、休克。

有些儿科医生还有这样的经验，经常感冒发热的往往是那些穿衣服很多很厚的孩子，家长认为多穿衣可以避免孩子着凉，却不知道这样导致孩子更少接受冷空气的刺激，身体对气候的变化更脆弱，更容易生病。

那应该怎样给孩子穿衣才更合适？人类穿衣有两个主要的目的，一为遮体，二为保暖，当气温足够高了，到了24℃以上，清醒状态下就没有什么保暖的需求了，穿一件单衣遮体即可，孩子也一样。

当气温低于 24℃，大人会根据自己遍布皮肤的温度感受器感知冷暖，调整穿衣的件数和厚度。婴幼儿不会自己诉说，我们可以参考一个比较实用的原则：

1 个月以内的孩子比大人多穿一件（平均厚度的）衣服。

1 个月以上的婴儿和儿童体温调节能力基本和大人一样，可以参照大人一样穿衣。

3 岁以上的孩子很多已经具备了自我表达冷暖的能力，只要孩子不觉得冷就没必要多穿，你也可以摸摸孩子的手心和后背，如果是暖和的，身上也不出汗，就说明衣服穿得比较合适。

爱孩子，就应该让他穿得舒服，而不是让他多多穿衣服。那些被活活捂热致死的孩子，是死于家长的无知，死于社会文明的落后，这不是某一个人的错，而是整个社会的问题。科普教育，提高家长的认知才能减少这样的悲剧。

后记

很多事情，虽然太过于普遍，但不等于能被人广泛认同。我的这篇文章在微博上发出后，就收到了很多有意思的评论，有的也让我哭笑不得。

• 来自于一位儿科医生：

昨天有个 39℃ 的娃被家长捂了 4 层厚衣服加两层小被子，我反复建议脱衣服并讲解为什么，父亲支持，母亲和爷爷奶奶强烈反对，一家人打了起来，最后母亲报警……结局是 39℃ 高热的娃仍然被捂得严严实实。

• 文章也勾起了很多人关于小时候穿衣的回忆。有个网友说：

"小时候跟着姥姥长大，记得上小学低年级，天气都已经很暖和了，早晨姥姥还非得让我穿棉裤上学，跟姥姥闹了一早晨还是失败了，结果到了学校热的我上厕所都解不开衣服，全被汗水粘身上了，好几个同学帮我……这痛苦的感觉一辈子都忘不了。"

还有个网友说："朋友的孩子冬天被外婆套了 6 件衣服，还开着空调，看着她动不了觉得好可怜，因为孩子外婆自己穿 5 件。"

小时候衣服穿得动都动不了的记忆很多人都有，包括我自己。

过度穿衣在中国是如此普遍，原因是人们对寒冷存在很多误区。英语里 cold 一个意思是寒冷，另一个意思就是感冒。在中医的观念里，受寒会导致很多疾病，被风吹了着了凉，会感冒，还会导致风湿等。无论是东方还是西方，在人类的潜意识里寒冷总是和疾病相关。

事实上，现代医学已经证实，无论是普通感冒还是流行性感冒，都是病毒感染而不是寒冷引起的。至于寒冷会不会增加感冒的风险，实验结果不一，很多研究认为寒冷不会影响感冒的发生，但也有相反的结论，有些人认为寒冷会影响人体的免疫系统，增加病毒感染的机会，所以对此尚有一些争议。

至于"风湿"，这是国人对一大类与关节有关疾病的泛称，在现代医学里这类疾病和受寒也没什么关系。类风湿关节炎是自身免疫性疾病，与自身体质有关，风湿热与乙型链球菌或柯萨奇病毒感染有关，也属于自身免疫性疾病，和受寒没有关系。

还有些家长看见孩子打个喷嚏就说着凉了，要赶快加衣服，事实上，打喷嚏的原因有很多，除了感冒，过敏性鼻炎也是常见的引发喷嚏的原因，甚至光线、气体的刺激都可能引起喷嚏，偶然性的喷嚏和感冒一点关系也没有，即便真的感冒也不是多多穿衣服就能好的。

由于观念的不同，孩子穿衣问题也会引起很多家庭矛盾，年轻的家长们普遍反映老人特别喜欢给孩子穿很多衣服。这可能与老人新陈代谢比较慢，自己觉得冷所以总担心孩子冷有关，另一方面也说明相对于老一辈人，年轻一代的育儿观念进步了，很多年轻的家长也在为自己一直给孩子正确穿衣而自豪。

我们需要知道的是，冻到孩子不应该，但热到孩子一样会出问题，让孩子不冷不热，穿得舒适是我们的目标。

我一直努力科普正确的育儿知识，并不是我比大家聪明，而事实上，我自己小时候也是经常被穿得胳膊动不了，现在回家也经常被妈妈说衣服穿得太少了。如果我不是去学了医，也很可能沿用父辈的方法把自己孩子穿得里三层外三层。

观念的形成和成长环境有关，但也可以通过教育而改变，我儿时形成的观念在学医和从医的过程中被现代医学改变。有了孩子后为穿衣问题和家人也发生过争执，但我在逐渐改变着自己家人的观念，让自己的孩子受益。在行医的过程中，我也在尽量纠正家长们的错误观念，让就诊的孩子受益。

我当然也希望自己的文字能改变更多人的观念，让更多的孩子受益。

育儿强迫症之喂食强迫症

家长都希望孩子能安安静静地坐在桌旁大口吃饭，大口吃菜，认为这样孩子就能长得高，长得壮。

但现实却是一到吃饭时间，孩子就躲得远远的，好不容易哄上了桌，却这也不吃那也不吃，要不随便吃几口就跑了，要不就是只吃某一样自己喜欢的菜。

大人担心孩子吃不饱，吃不好，就端起碗一勺一勺地喂，喂着喂着孩子跑开了，大人就端着碗追着孩子满地跑，为了哄住孩子，玩具、电视、手机全用上，但饭还是不能好好吃。

这些家长可能没想到，孩子吃饭越来越不好，自己喂饭越来越辛苦，根源可能在自己的喂食强迫症。

孩子生长有自身的规律，在出生头 1 年里，体重增生很快，1 年内可达到出生时的 3 倍，然后增长速度就明显放缓了，而第 2 年体重只能达到出生体重的 4 倍，这个生长速度的变化是每个健康孩子都会有的自然规律。

影响孩子身高、体重的因素有很多，有的和饮食营养有关，有的和无法改变的遗产因素有关，每个人的体形多少会有些差异，有的在平均线上，有的在平均线下，明显偏离正常范围的孩子该去看医生，但只要孩子的生长曲线在正常范围内，就是正常的。

不了解这一点的家长，看到孩子突然长得慢了，或孩子没别人家孩子那么高，那么壮，就以为孩子是吃得太少，营养不良，担心孩子生长发育落后，进而开始喂饭了。

喂饭的大人并不能准确估算孩子想吃什么，能吃多少，往往会按自己的喜好和标准去给孩子喂食，给两三岁的孩子大碗盛饭，孩子吃不下了也一勺一勺地往嘴里塞，结果就是孩子一口饭含几分钟才吞下。

被强迫进食的孩子，吃着自己不想吃的饭菜，吃着自己吃不下的饭量，吃饭成为一件很痛苦的事情，他们渐渐失去了对食物的兴趣和对饥饱的感觉，越发恐惧吃饭，抗拒进食。

越是不吃大人越担心，越是忍不住进一步强制喂食，孩子就越痛苦，形成恶性循环，最后的结果就是大人端着碗追着孩子一勺一勺地喂，一顿饭要吃大半个钟头甚至一个多钟头。

正常人都能产生饥饿感，饿了觅食是人的本能，只要家长提供充足丰富的食物，孩子有手，有自己进食的能力，他是饿不坏的。这餐吃得少了一点，孩子会更早感到饿，下一餐可能就会吃多一点，在物质供应丰富的今天，有手有嘴的健康孩子完全不用担心他会饿坏。

刚开始学着自己吃饭的孩子，可能会把吃的弄得到处都是，甚至把碗勺掉到地上。成长阶段的孩子好奇心也重，所以吃饭时也好动，进食习惯经常变化，不太可能像大人一样有意识地去选择比较均衡的饮食。

但随着孩子精细动作的发育，自我管理能力的提升，这些都会慢慢好转，大人需要做的是提供健康、合理的食物，自己做好进食的榜样，从孩子能抓手指食物，能抓勺子就开始有意识地培养他自主进食，给孩子一点时间，并适当引导，孩子就能够自己好好吃饭。

有喂食强迫症的家长，总担心孩子输在起跑线上，看到孩子没有按自己想象的那样吃就开始代劳，不尊重孩子自身的发展规律，越俎代庖的喂食只会让孩子失去自我进食的意识和能力，干预了孩子自我进食能力的形成。

被强迫喂食的孩子要么抵触进食，生长落后，或者依赖上喂食而被过度喂食，导致肥胖等问题。担心孩子输在起跑线上而喂食的家长，自己辛苦不说，还害了孩子。

如何培养孩子自主进食

养育一个孩子需要花费很多心血，对一些家长来说，真的是自己一口一口把孩子喂大的，而另外一些家长相对会轻松很多，因为他们有意识地培养孩子自主进食，孩子从小就能自己好好吃东西。

良好的进食习惯，不但可以让父母更轻松，还可以让孩子得到均衡合理的营养。相反，喂食以及强迫进食，不但大人更累，还可能导致孩子肥胖及其他相关营养问题。那该如何培养孩子自主进食呢？

和大人不一样的是，孩子的精神、体格或活动能力在不停发育变化，在各个阶段有不同的生理特点，所以培养孩子自主进食的方法不是一成不变的，也不是越早越好，而是需要根据孩子自身的发育规律进行。

出生头 6 个月里，孩子四肢的运动能力尚无法支持他们自主进食，因此只能依靠大人将乳头或奶嘴送到嘴边，然后依靠原始的觅食反射、吸吮吞咽反射去完成进食。这个年龄段也只需母乳或配方奶，饿了他们会哭闹，饱了会吐出乳头或奶嘴，大人可以通过观察这些信号实现按需喂养。

6个月以后，单纯的母乳或配方奶已不能完全满足孩子的营养需求了，家长要开始给幼儿添加辅食。同时，随着月龄的增加，孩子也慢慢具备了一定的运动能力，渐渐的他们能双手捧着奶瓶自己喝奶，能抓着手指食物往嘴里送，或者握住勺子自己进食。通常，在8～9月龄之后，孩子已经具备了足够自主进食的能力，并且大部分会有自主进食的意愿，这正是家长鼓励并培养孩子自主进食的良好时机。

鼓励自主进食时，家长首先需要为孩子提供合适的食物，对于8～9月龄的孩子，手指食物是帮助学习自主进食的理想选择。我们还需要根据孩子的发育特点为他们提供恰当的工具，比如当他能自己捧住杯子时，就可以让他试着自己喝水喝奶，当他能自己握住勺子时，就可以给他提供勺子和容易勺住的食物进行尝试。

同时，父母要学会控制自己的心魔，不要有太强的控制欲望，孩子在不同的年龄段有各自的生理特点，不要指望孩子总是如大人的期望和想象那样做好每一步。孩子刚开始自己吃东西时，可能会出现各种状况，比如把食物弄得满桌子都是，把水或者奶倒翻，吃得食物满脸满地都是，衣服脏了、碗勺掉了、桌子乱了、地上脏了……

但你要知道，谁也不是一生下来就能做好这些事情，凡事都需要有个过程，你自己动手帮他喂食，可以做得更快更好，但你完全代劳了，孩子就失去了学习的机会。孩子刚开始做得不好时，父母可以示范、引导，只要不危害孩子的健康和安全就不必太在意。

在饮食习惯上，孩子也有自身的特点，比如食量没有大人那么大、只吃某种自己喜欢的食物、不愿意尝试新食物、注意力不集中、比较好动等，父母应该按照孩子的特点进行引导。

要给孩子提供适合他们的餐具，比如不容易打碎的，这样即便被他们扔在地上也不用担心。有的父母总是期望孩子多吃多喝，给孩子用大的碗盘装很多，但孩子不是吃得越多越好，过量饮食反而会增加孩子的健康风险，一次少盛一点，不够再添，可以减少浪费，还可以避免大碗的食物给孩子造成的进食压力。

不要为了不浪费粮食，在孩子已经吃饱的情况下非要他去把碗盘里的饭菜吃光，现在不是物质短缺的年代，为了节约一点粮食强迫孩子吃光，过量进食引发的健康代价不是这点粮食能换回来的。

在发育阶段，孩子不愿意尝试新食物也是很常见的，不能给一次孩子不吃，就判定孩子不吃这种食物，而是应该多尝试几次。可以改变上菜的顺序，在孩子比较饿的时候先将想让他吃但他不想尝试的食物端出来，将他已经接受并偏好的食物最后端上来，这样可以促使他去尝试新食物。

有的家长可能会注意到，孩子在家不肯吃饭，但去餐馆却吃得很好，有时候在家不吃青菜，到外面却很乐意吃，这种情况，家长就应该反思一下到底是孩子真的挑食，还是自己做的食物品种和花样不够丰富，不要自己把饭菜做得单一难吃，还怪孩子不吃而强迫他吃。

大一点的孩子也可以让他们参与食物的制作，让他们做一些力所能及的事情，比如择菜、洗菜之类，他们未必能帮上什么忙，但自己参与了容易有成就感，也可能更有兴趣去吃自己参与加工的食物。

在幼儿阶段，孩子生性好奇，喜欢活动，可以让孩子坐在高脚椅上进食，进食时候不给玩具、看手机或电视，父母的习惯也很容易影响孩子的饮食习惯，大人应该做好表率，不挑食、不偏食，坐在餐桌前吃饭，不在吃饭时玩手机、谈笑。

同时家庭成员也要共同学习育儿常识，比如让老人一起来看这篇文章，但最好让家里最靠谱的那位成员掌控全局，否则不同成员对孩子的应对方式不一致，可能让孩子无所适从，也会让其他成员的努力前功尽弃。

自主进食习惯的养成，短期内可能需要花费大人一些心力，但习惯一旦养成，大人会轻松很多，孩子也会终生受益。当然，并不是所有的挑食、偏食、喂养困难的孩子都是大人的问题，有少部分孩子确实是因为存在精神、心理、胃肠道问题，如果孩子生长发育曲线异常，该看医生还是要去看医生。

打与被打的背后

曾经在网络上做了一个关于打孩子的小调查，我跟踪着调查结果，看着投票人数逐渐增加，然后对比着各个选项的变化。很有意思的是，从开始到最后，参与的人数逐渐增多，但各个选项的比例却没什么变化。

每个参与调查的"你"，可能认为自己是独立的个体，有自己的性格，有自己的价值观，自己孩子也是独一无二的，自己有自己管教孩子的方式，可能会认为自己选择的选项和别人没有关系。

但事实上，一千多个这样的"你"却被无形的手，按照固定的比例往四个框里分配着，你以为这是你自己的选择，但实际上却可能是别人替你做了选择，只是你意识不到。当初打孩子可能就是他 / 她太调皮了，让自己难以忍受，或者自己心情不好，或者当时在气头上没能控制自己，自己动的手，和别人能有什么关系？

截至写稿时，参与调查的人数为 1298 人次，从调查的结果来看，自己小时候挨过打的比例真是蛮高，高达 82.6%，而打过自己孩子的比例为 45.9%。也就是说，父辈这一代和我们这一代，打孩子这种行为下降了近一半。

这其中可能有抽样误差，参与这个调查的人群，总体文化水平、科学育儿的意识应该会高于普通人群，将管教方式诉诸打孩子的比例可能也会更低一些，但影响应该不会太大。同样是人，同样为人父母，为什么几十年间，家长的管教方式发生了这么大的变化？

人类的性情是不太可能在短短几十年间发生这么大的改变的，更可能的是社会的价值观、教育观发生了很大变化，也有可能是独生子女政策的影响，让孩子变得更金贵、家长更珍视，更有精力和耐心去教育孩子。打孩子，我们以为这是我们自己的选择，但其实可能是社会发展和变迁影响了我们的选择。

调查结果里还有一点很有趣，那就是自己小时候挨过打的人，现在也打自己孩子的概率（51%），远远高于小时候没挨过打的人（21%），前者将近是后者的 2.5 倍。事实上，国内外的研究也早发现，小时候挨父母打的人，更容易打自己爱的人，比如自己的孩子、配偶，孩子体罚也和社会暴力存在关联，甚至有人类学家说过：打孩子屁股可能是战争的心理种子。

把这些数据分析一下真很有意思，你以为自己打孩子是因为孩子顽皮，是因为自己性格急躁，却不知道竟然还和自己小时候被父母打过有关。你嫁了个小时候挨过打的人，结果你的孩子挨打的机会就更大。你打了自己儿女，未来你孙子／孙女被打的风险也增大了。

这种关联建立的方式可能会比较复杂，遗传对性格的影响也不除外，但更大的可能是，父母行为对孩子心理的冲击和示范的影响。人都是在和外界接触的过程中学习、成长的，按照本能去调整自己以适应社会。被温和对待的孩子，拥有安全感，内心会更开放，也会更温和地对待世界；被打骂的孩子时刻处于自我保护的状态，缺乏安全感，在不停遭到攻击的环境里，他也只有攻击别人才能生存。

我在德国学习期间，在那里见到的医生护士，大部分都热情而有礼貌，无论是对我们这些陌生人还是对他们的患者，见面有力的握手打招呼，开门总是会为后面的人挡门。他们查房时第一件事就是笑着问候小患者，走出病房前还会和小患者握手道别，哪怕是刚会走路的孩子。这些在我们国家可能会被认为是作秀的行为，在他们却是自然而然，在这样的环境下长大的孩子，自然也会这样对待别人，不然就会显得很另类。

在管教我自己女儿的时候，有阵子发现她竟然也会大声的反抗，语气竟然和我一模一样，我意识到她是从我身上学过去了。她就像一面镜子，从她身上我看到了自己的影子，也更加认清了自己。我们每个人都或多或少会有些性格缺陷，可能自己意识不到，但印在孩子身上再反作用于自己，就可能看得更清楚了。

当然并不是说，打了孩子，孩子就一定会变得暴力，但确实会增大孩子的暴力倾向，就像吸烟会增大肺癌的风险，但不等于吸烟就一定会得肺癌。影响一个人行为的因素有很多，自身的性格特质、对压力的耐受能力等，个人经历和教育也都可能改变一个人的行为，挨过打的那部分父母，也有一半没打过自己的孩子。

被温和对待的孩子，也更可能会温和地对待外界。对孩子来说，父母几乎就是世界的全部，所以父母的行为对孩子的影响可想而知。认识到这一点，学会控制自己，改变自己的管教方式，这是我从这个调查数据里得到的一点启示，分享给大家。

更多的人一起改变，我们的孩子将来面对的社会也会更温和。

警惕祸从口入——消化道异物

曾经有个 2 岁多的孩子因为发热、呕吐、肚子胀看急诊，拍片发现肚子里有个小异物。

按说这么小的异物基本可以自己排出来，也不太可能引起肠梗阻，但这个孩子却有明显的肠梗阻，也有腹膜炎。孩子最终做了手术，手术中发现两处肠穿孔。

后来在肚子里找到了那个小异物，拿出来一看，原来是一个小磁铁和一个小铁条紧紧地吸在一起。

原来孩子趁家长不注意，先后吃进了一个小磁铁和一根小铁条，这两个东西进肠子后隔着肠壁吸在一起，慢慢地把肠子压烂了，导致肠穿孔。

以前还见过好几例吃了几个小磁铁导致肠穿孔的孩子，印象很深刻的是几年前有个吞食异物的孩子，医生看片以为是个钢条导致的穿孔，开刀进去发现那个钢条其实是 5 颗小磁铁吸成一串，导致胃和肠子多处穿孔，情形惨不忍睹。

其实消化道异物在儿童很常见，尤其是6个月到3岁的孩子，这个年龄阶段的孩子对什么都很好奇，又没什么安全意识，常常是拿到东西就往嘴里放，好在大部分异物都是硬币、纽扣、发夹、电池之类，没有上面说的磁铁那么危险。

这些异物一旦吞下，会跟食物一样沿着消化道往下走，但异物硬度很大，形状也各异，往往不能像食物一样正常通行，很多关卡会让它停留在消化道里。第一关就是食管，食管有3个比较狭窄的部位，入口、与气管交叉的地方，还有食管穿过膈肌进入腹腔的位置，很多异物被卡在这3个位置。

因为异物千奇百怪，所以有食管异物的孩子症状也各不相同，有些孩子有恶心、窒息、咳嗽、流口水、拒食等症状，但也有约1/3的孩子完全没有任何症状。但是不管有没有症状，医生对那些有可疑异物史的孩子都会很重视，因为确实有些异物会导致很严重的后果，有些异物如电池可以引起电流烧伤，时间久了电池里的电解液流出来还会腐蚀食管引起穿孔和中毒，更别说那些尖锐的异物刺破食管，导致出血之类，以前还见过一个孩子吃进去一个鸡骨头，然后从食管扎到了主动脉。

一旦异物过了食管进了胃，95%可以自行排出，大部分在4～6天内，时间长的要3～4周，导致消化道穿孔的不到1%。误吞硬币、纽扣之类普通异物，预估不能自行排出，或者有毒性、腐蚀性的可以做胃镜取出，否则可以等待它自行排出。在等待的过程中孩子可以正常进食，也不需要吃什么泻药，家长需要观察孩子有没有异常症状，比如肚子痛、呕吐、发热，注意大便里有没有血，同时仔细检查大便看异物有没有排出。如果3～4周都没有排出，导致穿孔的可能性也不大，但要警惕孩子是否存在消化道畸形，比如肠憩室等，异物有时刚好掉进憩室里出不来。

但有些尖锐的异物比较容易损伤胃肠道，就相对更危险，比如铁钉、螺丝钉、别针，如果还在胃里，有条件的还是应该用胃镜取出来，这些东西进了小肠再想取就只有开刀了。但并不是尖锐的东西进了肠子就一定会伤到肠子，人类的消化道进化得比较神奇，好几次碰到吞食了 4～5cm 长螺丝钉的孩子，甚至还有张开的别针，以为排不出，结果孩子毫发无伤的排出来了。

除非预估不太可能排出，这类异物一旦进了小肠也可以选择等待自行排出，但等待的过程中一定要密切观察孩子，确实有些造成胃肠穿孔的，比如一些比较长的钉子，在通过幽门、十二指肠、回盲部的时候可能刺破胃肠壁，一旦有穿孔的迹象就要紧急手术。

相对上面两类，最危险的还是开始提到的磁铁。吃一个磁铁再吃进可以被吸住的金属异物或者同时吃两个以上的磁铁很危险，但并不是说单独吃一个磁铁就没有风险，很多低廉的磁铁玩具铅含量超标，吃进去也可能导致铅中毒，所以一定要让孩子远离这些东西。

胃肠穿孔会给孩子造成很大伤害，除了肚子上的瘢痕外，严重的感染也可能危及孩子的生命，即便没有发生穿孔，家长担惊受怕不说，孩子也要拍片子做胃镜，承受这些本可以不经历的伤害。如果监护到位，绝大部分消化道异物都可以避免，在孩子还没有安全意识的时候，家长的监护和教育至关重要。

相较于把异物吃进肚子，更危险的是这些放进嘴里的异物直接掉进气管导致窒息，每年都有很多孩子因气管异物死亡。由于没有见识过这些惨痛的病例，很多家长对此不以为然，期望这篇文章能提高大家的认识，避免更多悲剧的发生。

非处方药里的处方药

有段时间，有个感冒药广告引起了我的兴趣，大致内容是："抗病毒，治感冒""治感冒，对付病毒很关键"。

有点医学常识的人可能会有疑问，不是说感冒是自愈性疾病，抗病毒没效果吗？抗病毒药不是属于处方药吗？怎么可以做大众广告呢？

你的疑问是对的，这个广告确实做得很聪明，当时正是流感肆虐的季节，投重金在热播节目做广告会产生很好的效果，该款感冒药也肯定热销。

但你可能想不到，感冒了你只是想吃点感冒药，结果却吃进去了一些起不到作用，还可能对身体产生危害的处方药。

我们日常说的感冒指的是普通感冒。流行性感冒和普通感冒虽然都是由病毒感染引起的呼吸系统疾病，名称里都有"感冒"的字眼，症状也相似，但两者的致病病毒和治疗方案有很大不同，严格意义上来说是两种不同的疾病。

普通感冒可以由鼻病毒、冠状病毒等两百多种病毒引起，它可能引起流涕、鼻塞、喉咙痛、咳嗽、发热等症状，但症状一般比较温和，而且大多在1周左右自愈，目前没有抗病毒药可以减轻病情或者缩短病程，所以无须抗病毒治疗。

流行性感冒是流感病毒引起的，发热、疼痛、四肢乏力、干咳这些症状要比普通感冒重，出现肺炎甚至其他全身并发症的风险更高。流感是有抗病毒药物可以治疗的，如果在发病早期应用抗病毒药物效果更好。

那做广告的那个药能抗病毒吗？我们来分析一下它的成分。根据说明书，每片"复方氨酚烷胺片"含有：对乙酰氨基酚250毫克，盐酸金刚烷胺100毫克，人工牛黄10毫克，咖啡因15毫克，马来酸氯苯那敏2毫克。

对乙酰氨基酚是解热镇痛药，马来酸氯苯那敏就是扑尔敏，也是抗组胺药，是用来缓解感冒症状的；咖啡因大家都知道，是神经兴奋剂，可以加强止痛效果；人工牛黄这种中药就不评述了；真正用于抗病毒的是盐酸金刚烷胺。

单方的盐酸金刚烷胺片是一种处方药，这可以在我国的处方药品目录里查实。根据药品说明书，主要用于帕金森病和防治A型流感病毒引起的呼吸道感染。不良反应包括眩晕、失眠和神经质以及恶心、呕吐、厌食等，属于妊娠C级，也就是动物研究证明对胎儿有毒副作用。另外，这个药的治疗剂量和产生副作用的剂量比较接近，过量可能出现心、肺、肾、神经系统的损害，严重的甚至致死，而且这个药没有解毒剂可用。

大部分药物都有副作用，如果能治病，使用收益大于风险，而且是所有选择里收益风险比最大的，哪怕治疗窗很窄，病情需要该用也得用。

但是，如果你只是得了本来可以自愈的普通感冒，听信"抗病毒，治感冒"这样的广告词，买了这样的感冒药吃，吃进去的盐酸金刚烷胺不但对病情没有任何帮助，反而要承受这些不良反应的风险。

要知道，除非碰上流感大暴发，一年四季里，普通感冒发病人群是远远大于流感发病人群的，如果大家都听信了"抗病毒，治感冒"这样的说法，不知道多少人要花冤枉钱吃这些对自己身体没帮助反而可能有伤害的药。

那流感流行季节呢，能吃这个药吗？盐酸金刚烷胺确实是有抗流感病毒的作用，它是最早用于治疗流感的抗病毒药，美国 FDA 也批准它用于抗流感，但它只对 A 型流感病毒有用，对引起普通感冒的病毒无效，对 B 型流感病毒也无效，而且，A 型流感病毒对它耐药也很普遍。

早在 2006 年加拿大已经明确不推荐金刚烷胺用于治疗流感，因为检测了 47 种流感病毒，91% 对金刚烷胺耐药。根据中国疾病预防控制中心的研究，在 2003 ～ 2005 年间分离的 A 型流感 H3 型病毒株，金刚烷胺耐药率已高达 75%。从 2005 年到今天的这 11 年，这个药在我国一直被随意加入普通感冒药广泛使用着，现在它的耐药率进一步上升，一点也不奇怪。

金刚烷胺对 B 型流感病毒没用，A 型流感病毒耐药率很高，副作用还不少，这是它逐渐被奥司他韦、扎那米韦及帕拉米韦这些药物取代的原因。

所以无论你得了普通感冒，还是流行性感冒，除了电视网络广告，医生一般不会推荐你用含有盐酸金刚烷胺的复方感冒药来抗病毒。那万一自己的流感病毒就是对金刚烷胺敏感呢？神经氨酸酶抑制剂更贵，我就不能试试这便宜的复方氨酚烷胺吗？

如果敏感有效还可以省钱，当然可以尝试。但是，生病用药关系到健康预后，不是什么决定都可以靠自己凭运气去碰的。像不像流感？要不要进行抗病毒治疗？选哪一种抗病毒药物？需要靠医生运用自己的专业知识，根据病情来决定，这也是无论哪个国家金刚烷胺都是处方药的原因。

0.1 克每片的盐酸金刚烷胺片在中国也是处方药，但同样是在中国，0.1 克的盐酸金刚烷胺，却可以作为一种成分，加入感冒药里，然后作为可以在药店随意购买的非处方药（OTC）进行销售，可以在大众传媒上做广告宣传。

很多发达国家规定，除非是医生建议，不要给 4 岁以下的孩子吃感冒药，我国不仅有很多针对儿童开发的感冒药，而且之前很多年，很多热销的儿童感冒药都添加有盐酸金刚烷胺，在 2012 年因被质疑可能对儿童产生肝肾损害，我国药监部门对说明书进行了修改。

但在药监部门发布修订含盐酸金刚烷胺的非处方药说明书的通知之后，在 2013 年仍有药厂未按要求修改说明书，直到被网络曝光。现在，一些已经按照药监部门要求剔除了金刚烷胺的药厂，又开始以自己的产品不含金刚烷胺为卖点，继续主攻 OTC 儿童感冒药市场了。

时至今天，以"复方氨酚烷胺"进行查询，仍然可以查到多达三十多家国内药厂的成人感冒药产品，并在电视网络上以"抗病毒"功能大肆广告。

这些广告做得很聪明，在这样的监管环境之下，要求我们做得更聪明，不要随便给孩子吃感冒药，更不能给孩子吃大人的感冒药，也要多学点健康知识才能保护自己和家人。

没用还可能有害的儿科药物

无论做什么事，我们都会权衡一下风险利弊，找工作、做生意、投资莫不如此。经过分析，如果回报和收益大于付出和风险，你可能会把它列入选项，在所有的选项里，如果有一项你认为收益风险比最大的，那它应该就是你最终的选择。

医疗选择其实也一样，也要分析收益和风险，只是医疗问题专业性很强，普通人没有医药知识，很难准确判断病情，也很难判断一个药物有哪些收益（药效）和风险（副作用），所以需要依靠医生这样的专业人士来帮忙。

在理想的状态下，医生应该是完全站在患者的角度来分析病情、决策用药，但事实上影响医生用药的因素很多。因为缺乏合理规范的制度，医生并不是完全从患者的角度权衡收益和风险，而是综合了医生自己的收益和风险。再加上我们医学教育的问题，合格的医生并不太多，在医患关系紧张的现状下，患者的依从性也会影响医生的决策，种种因素共同导致了很多不合理用药。

不合理用药哪个国家都有，只要合理用药超过不合理用药，那完全相信医生是利大于弊的。如果不合理用药超过了合理用药，除非你认为自己比医生更了解病情，有更好的用药方案，那还是应该相信医生。

在相信医生的前提下，如果能识别一些没用还可能有害的药物，自然可以提高收益风险比，这类药物在儿科处方里还不少见，记住这些药物不仅能省下些钱，还能增加孩子的用药安全，下面是我对这些药物的一个总结。

退热药

安乃近：容易发生粒细胞缺乏症。

阿司匹林、来比林（退热针）：还在在流感、水痘时应用可能会发生瑞氏综合征，12 岁以下儿童使用含阿司匹林的退热药会增大这种风险。

尼美舒利：肝毒性比较大，12 岁以下禁用。

退热药比较安全的选择是对乙酰氨基酚和布洛芬。

抗病毒药

利巴韦林：这个药将在后文用专门的文章来叙述，这里您只需要知道利巴韦林滥用情况非常严重就够了。

金刚烷胺：这个药在《非处方药里的处方药》一文也说过，它无论对普通感冒还是流行性感冒基本没用，还有很多不良反应，而且治疗量和产生副作用的剂量比较接近，过量可能出现心、肺、肾、神经系统损害。药品名里含有"烷胺"的感冒药里都添加了这个成分。

特别说一下：抗病毒口服液是中药，说它能抗病毒就和说板蓝根能抗病毒一样。

感冒、止咳药

虽然说过很多很多次，但孩子一咳嗽发热，各种感冒药、止咳药，马上招呼上的家长还是太多了。所以还是再强调一遍，感冒只能对症治疗，对儿童来说，感冒药、止咳药缓解症状的作用并不明显，而且副作用还不少，所以 FDA 建议 4 岁以下的孩子不要使用非处方的感冒药和止咳药。因为担心呼吸抑制的作用，欧洲药品管理局也要求 12 岁以下儿童禁用可待因治咳嗽、感冒。

洋垃圾药物

匹多莫德我也会在后文专门介绍，同样的逻辑适用于声称能调节免疫的脾氨肽，也适用于另外一个声称能调节免疫的洋中药施保利通，这个德国的传统草药在美国是当膳食补充剂来卖的。当然还有早在 1984 年就被英国注销了生产资格却在我国混进二类疫苗目录的兰菌净，好在去年因为媒体的报道引起广泛关注，现在已经停止进口了，但可能有些地方还有少量存货，还是要警惕一下。

这些来自国外，在国外无法进入主流市场的药物，在我国却被包装成高大上的进口药，高价骗钱。

中成药

中成药生产上市之前没有经过严格的临床药物试验，所以不清楚它们的药效和安全性，自然没办法权衡收益和风险。和民众的认知不一样的是，中药并不是天然无毒性的，很多中药被证实有肝、肾和神经毒性。

孩子从一出生就可能要和中药打交道，很多所谓"排胎毒""退黄疸"的中药大家都耳熟能详，还有各种名目繁多的中成药，诸如××兰、×蕊颗粒等，这些都是儿科非常常用的中成药。去医院没被开上中药是小概率事件，更危险的是中药注射液，××平、××宁之类的中药注射液在儿科都应用得非常广泛，因为成分复杂，过敏反应常发，严重的甚至会发生致死性的过敏性休克。

"消字号"产品

每年手足口病流行的时候，就会有人兜售一种叫"手足口病病毒抗体喷剂"的"药品"，但这个东西实际上并不是药品，而是"消字号"的卫生消毒产品，这类产品上市前不做临床药物试验，只需向省级卫生行政部门申请，获批即可。

手足口病主要是由 CoxA16、EV71 病毒感染引起，CoxA 5、7、9，CoxB 2、5 等其他病毒也可能引起，感染后虽然疱疹主要出现在口腔、肛周、四肢，但整个肠道甚至全身体液里都会有病毒，除了刚上市的 EV71 疫苗能保护孩子免于 EV71 病毒感染外，并没有其他有效的抗病毒药物。

先不说这个"抗体喷剂"能不能包含那么多种病毒抗体，就算能在体表或者口腔内中和一点病毒，也不可能治疗全身的病毒感染或者预防病毒传播。

用喷剂预防、治疗全身感染性疾病，首先你得证明它能通过皮肤或者黏膜吸收进血液而且达到药效浓度，否则就是掩耳盗铃，像给臭鸡蛋蛋壳喷点香料然后告诉你鸡蛋可以吃一个道理。

这样的"消毒产品"其实连基本的消毒功能都没有，更别说预防和治疗手足口病了，却被卖到近百元一支，不仅在一些正规医院、卫生防疫部门销售，甚至还通过幼儿园向家长兜售，家长需要擦亮眼睛。

无论是中药还是西药，是国产药还是进口药，无论是准字药还是非准字的"药"，儿童用药陷阱无处不在，这个总结也肯定有疏漏之处。家长除了平常多学习，自己不要给孩子吃这些药外，碰到医生开这些无用还可能有害的药物时，中药注射液可以告诉医生孩子过敏，口服或外用药告诉医生自己家里还有，碰到有疑问的药物也可以问问医生这个药是用来干什么的，也好有个大概的判断。

问题疫苗，该想清楚的问题

大家也许都还记得，2016年3月发生了"问题疫苗"的事件。事件发生以后，一些家长担心自己孩子接种的疫苗没效果，感到懊恼，一些还没给孩子打过二类疫苗的家长，在犹豫还要不要去打，也有人喊：不要给孩子打疫苗了。

我一直在推荐大家接种疫苗，因为疫苗是现代医学最伟大的发明。

一个医生能救治几百上千的病人，一种疫苗却能挽救数以万计的病人。正是得益于疫苗，天花这样烈性传染病得以消灭，也正是因为疫苗，很多常见病的发病率大幅下降。

全球每年数以百万计的孩子死于肺炎和腹泻，主要集中在贫穷落后的发展中国家，发达国家的孩子死亡率这么低，很大程度归功于疫苗。在美国，轮状病毒疫苗接种使肠胃炎的发生率下降了86%，Hib（B型流感嗜血杆菌）疫苗使Hib感染下降了99%。

疫苗不但挽救了很多孩子的生命，也让很多孩子免受疾病的困扰，也节约了大量的医疗成本。疫苗接种预防疾病拯救生命，这是2015年美国儿科学会评出的40年儿科研究七大成就之首。

　　国内疫苗有一类二类之分，一类是国家免费强制接种的，二类是自费疫苗，自愿接种。很多人误以为既然二类疫苗不是强制接种的，就是作用不大的疫苗。但事实上，正规疫苗上市之前都需要经过临床试验，只有收益大于风险才可能被批准上市。Hib之类的二类疫苗在很多发达国家也是可以免费接种的，只不过我们国家的经济条件有限，有些疫苗还需要自费。

　　只要是正规疫苗，如果经济条件允许，无论是一类还是二类，接种上对孩子都是利大于弊，这也是我一直推荐大家给孩子接种疫苗的原因。

　　打疫苗会不会有不良反应？当然会有。但与药品一样，疫苗的副作用也会被详细描述。疫苗本身是生物制品，接种后一方面能刺激身体产生保护性的抗体，另一方面也有小部分接种者会出现发热、过敏、皮疹、腹泻等轻微不良反应，严重的也可能导致死亡，但极罕见。

　　在以前的临床工作中，接诊过不少接种疫苗出现反应的孩子：接种部位红肿溃烂的，腋下淋巴结炎的都遇到过，卡介苗引发全身菌血症导致生命垂危的孩子也遇到过。

　　但我依然会让自己的孩子去接种疫苗，因为我知道严重疫苗反应是很罕见的。如果因此放弃接种，孩子面临严重疾病的风险会大大增加。

　　合格的疫苗会有不良反应，不合格的疫苗不良反应可能会更多，这次我国山东省发生的疫苗问题很恶劣，在缓刑期间再次作案更是耸人听闻。但总体而言，中国的疫苗监管体系还是理想的，在2014年也通过了世界卫生组织的有效疫苗管理评估，这也是我仍然推荐大家接种疫苗的原因。

　　疫苗和药物不一样的是，疫苗是用来预防疾病而不是治疗疾病的，它产生的效果不像药物那样容易被个人感觉到。

　　发热了吃了退热药，人舒服了，你能直观地感觉到退热药的好处，疫苗打完了，你除了感受到注射带来的痛苦外，并不会感受到保护性抗体给你身体带来了什么不同。不吃药会有风险，高血压不吃降压药可能会头痛，不打乙肝疫苗也有风险，只不过你没有经历疾病的折磨，就不会感觉到乙肝疫苗对你有什么帮助。

只有流行病专家对整个人群进行调查，才能发现乙肝疫苗给人类带来的帮助。1992年前，国内15岁以下人群中乙肝病毒携带者比例接近10%，开展计划免疫接种后，这个比例下降到3%左右，拿这个下降比例去乘一下我们的人口数，你才能发现有多少人因为乙肝疫苗而避免了肝炎、肝硬化甚至肝癌，多少人因它免于病痛，延长了寿命，只不过我们普通人感受不到它的影响。

一方面是好的效果不容易被个体感受到，另外一方面是疫苗的不良反应却很容易被人直观感受到。

发热、过敏、腹泻这些不良反应都是在接种疫苗后短期内发生的，如果哪个孩子接种疫苗后出现了症状，不管是不是疫苗的问题，都可能算到疫苗的头上去，再加上严重的不良反应确实也可能会发生，哪怕是十万个接种者有一个死亡了，就可能引发恐慌，可能有人就要抵制疫苗了。

一种疫苗挽救了一千万个人的生命，但大众对它却可能无感，相反，一千万个接种者里出现了一例死亡病例，它就可能被抵制，因为人们会对看得到的风险感到恐惧，对看不见的保护不以为意。

一个严重不良反应被报道出来了，很多人会担心这种事会不会发生在自己孩子身上，而不去想不打疫苗孩子可能会面对什么风险。但事实上，贫穷落后国家的孩子如果都像发达国家孩子一样得到疫苗接种，地球上每年可能会有上百万个孩子不会死于非命。

我们不想看到问题疫苗的新闻，但我们更应该冷静，如果因为偶发的疫苗问题而拒绝给孩子接种疫苗，只会增加更多流行病暴发的风险，让我们自己的孩子和别人的孩子处于更危险的环境中。

我们冷静选择，不意味着我们要宽容犯罪，疫苗牵涉孩子的生死，也牵涉整个社会的公共安全。正是因为惩罚力度小，才有人为了利益，罔顾别人生死，将"兰菌净""手足口病病毒抗体喷剂"之类假疫苗假药纳入疫苗销售，也正是因为犯罪成本低，才有人在缓刑期间再次铤而走险。

因为三鹿奶粉，现在大家都买国外奶粉，再不加强疫苗管理，加大惩处力度，会有大家被迫带孩子到境外打疫苗的一天。

医生说法不一样，到底该听谁的

　　无论是去医院看病，还是在网上看科普，都可能碰到不同的医生对同一个问题有不同的看法，今天看个专家说这样好，明天看另一个专家说那样好，都说自己的科学，都说自己的有道理，医生说法不一样，到底该听谁的？

　　对一个孩子具体疾病的诊断，医生之间存在分歧是很常见的。有时候诊断明确了，医生的治疗方案也可能会有区别。要患者去判断谁对谁错是不太可能的，但如果让医生自己来辩论，评判的标准就是看诊断"依据"和用药"依据"，说白了就是看证据。

　　针对个体的诊治，医生对证据的判断会受到经验和状态的影响，比如一个医生摸了患者肚子说里面有个肿瘤，另外一个医生摸了却说没有，这其实是难以绝对避免的问题，因为触诊的判断有一定的主观性，没进一步做检查，第三个医生有时也判断不了谁对谁错，更别说患者自己了。

　　但这些医生诊断和治疗的时候都遵循了一个共同的标准，那就是认可肚子摸到肿瘤是有问题的。如果一个医生说："我摸到了肿瘤，所以你没有问题。"那别说其他医生知道他错了，就连患者也能知道这医生在胡说八道。因为长肿瘤是生病了，这是大家都认可的标准答案。

有人人都知道的标准答案，判断起来就很容易。但在现实中，医学是专业性很强的学科，大部分问题的答案大家并不知道，而且以往的那些"标准答案"，随着研究的深入有些确实被推翻了，不但患者不知道，知识没有更新的医生也不知道，然后患者就听到了不同医生的不同说法，不知道听谁的。

那这种情况到底该听谁的呢？看医生年龄？看医生职称？还是看医生人气？其实都不是，而是要看谁的说法更有依据，也就是看证据。

证据有很多种，在医学上可以来自于动物实验、医生自己的临床经验、临床报道、病例对照研究、队列研究、随机对照研究、系统性综述等，这些都是证据。但这些证据的"级别"是不一样的，不同级别的证据，可信度是不一样的。一般而言，我们在临床上都要遵循"临床指南"看病、作出诊断、用药、手术等，而临床指南给出推荐意见的依据就是这些证据，证据级别不同，给出的推荐级别也不一样。

证据级别高的，比如一个药给肿瘤患者用，被很多个随机双盲对照研究都证实可以消灭肿瘤，而且没有副作用，那结论可信度是很大的，医学指南可能就给出 A 级（最高级别）推荐，这些结论也可能会被那些权威的医疗机构采纳并告诉公众。

证据级别低的，比如某人说发现自己做过被动操的孩子大脑发育好，这能当证据吗？当然可以，只不过拉拉晃晃能长脑子这种说法有违常理，又拿不出具体数据，自然不可信。用来骗骗不懂又急功近利的家长是可以的，但很难骗到其他医生，所以不会有哪家权威医学机会构推荐给正常孩子做被动操来长智力。

很多人可能要说，医学没有绝对，权威机构的意见就是对的吗？今天被认为正确的知识，会不会那天被新的研究推翻呢？会不会有一天有新的研究证实其实这些权威医学机构都错了，转而提倡做被动操了？

这种可能性当然存在。比如以前没有推荐婴儿仰卧，后来研究发现仰卧可以减少婴儿猝死的风险，美国儿科学会才开始推动婴儿仰卧。如果以前有个医生主张要仰卧，马后炮的来看，依据当时美国儿科学会的推荐，那就是错了。

但无论是推荐或反对一种做法，我们都需要一定的证据，遵循的证据等级越高，出错的几率也就越低。没有可靠的证据，就不推荐一种做法，是有可能会犯错的。但相比之下，如果没有证据就推荐一种做法，犯错的几率只会更大。相信有证据的推荐存在被误导的可能性，但风险会远远低于相信没有证据的推荐。

所以，热性惊厥的孩子嘴里要不要塞东西，你是情愿相信美国国立神经疾病与卒中研究院的意见，还是相信某医生自己的个人经验呢？在婴儿被动操的问题上，你是相信美国儿科学会的意见，还是相信某个人的说法呢？

医学确实是在不停进步，医生和科研人员不停地做研究，有些就是为了验证当前的意见是不是对的，有些是为了验证有没有更好的方法，也正是这些研究为新的指南提供了新的支持或者否定的证据，然后临床指南和医学教科书根据这些证据进行修订。

美国儿科学会的指南几乎是每隔 5 年就修订一次，《尼尔森儿科学》也几乎是每隔几年再版一次，原因就是有些新的研究提供了新进展，有些知识需要进行更新了，更新的依据不是看哪个医生的经验，不是哪个权威专家有了新的观点，而是看是不是有可靠的新证据。说来说去，其实还是靠证据来说话。

如果真能做个随机对照试验证实自己的"某某操"能促进大脑发育，不会伤害孩子，而且试验可以被别人重复验证，那临床指南和医学教科书真可能按他的说法来写。只不过一个试验被批准之前至少要有点理论依据，也至少要经过伦理审查，否则你今天说这样晃孩子能长脑子，明天有人说打孩子能长脑子，那不知道多少孩子要遭殃。

当我指出一些医学错误的时候，还会听到另外一种声音："每个人都有自己的育儿观，适合自己的就是最好的。"指出别人医学错误的时候有人这样讲，说被动操的时候还是有人这样讲。这种鸡汤说法是很容易得人心的，很多犯过这种类似错误的人可以据此找到一个安慰自己的理由。

育儿观虽然是一个大的框，但不是什么问题都可以往里面装，医学建议是根据证据权衡收益（即为利）和风险（即为弊）后作出的，收益风险比最大的那个，就是最适合孩子的。不会说别人家孩子惊厥不要塞勺柄，你家孩子却可以塞勺柄，别人家孩子被摇晃有风险，你家孩子被摇晃就没风险，别人家孩子生病找医生，你家孩子生病可以请个大仙。

对于一个具体的患者，医生可以根据当前的最佳证据，结合自己的经验和患者的意愿提供诊治方案，但科普是面对群体，医生只能根据医学原则提供最可靠的信息，接不接受，接受哪个说法确实是读者自己的选择，但学会了根据证据来判断知识可靠程度的读者，面对医生不一样的说法，自然也知道该听谁的。

当孩子生病时

手足口病一旦发病，没有特效药，也没办法预防向重症病例发展，家长所能做的是尽量预防孩子被感染，平时注意卫生，让他勤洗手，避免和感染了的孩子接触，一旦感染应密切观察，怀疑有重症表现要及时就诊。

父母储备一点疾病常识，会处理一些最常见的儿童常见症状，平时做好预防工作，生病不慌乱，不病急乱吃药，懂得观察病情，遇到心里没底的状况及时就医，这就是我对父母们应对孩子生病的建议。

感冒与抗生素

记得有一次女儿又生病了，刚开始是叫着喉咙痛，不肯吃东西，到了晚上又睡不好了。因为她曾经有过化脓性扁桃体炎，所以妻子就很紧张，晚上就吵着要给女儿吃点药，我说："吃什么药？"她说："消炎药啊，以前她扁桃体炎就是吃消炎药好的。"

我直接无语，顶住压力没给她吃。到了第 2 天，女儿开始出现鼻塞、流鼻涕，晚上又发热了。我确定她是感冒了，就没让她去上学，在家休息几天，几天后女儿自己就好了。但这次感冒也导致女儿腺样体肥大的症状加重，促使我下定决心为女儿做了手术，当然这是题外话。

感冒是最常见的疾病，几乎人人会自我诊断，人人会自己下药，只要一打喷嚏、流鼻涕、鼻塞，很多人第一反应——是不是感冒了？然后就吃上感冒药甚至抗生素。对于感冒，尤其是儿童感冒，我们有太多的误区。

虽然很多人给自己或给自己孩子诊断过感冒，但大部分人对于什么是"感冒"其实很含糊，这种含糊是可以理解的，即便是医学教材对感冒的定义也很混乱，这种混乱的根源是传统上的感冒和现代医学里的感冒对接得有点偏差。"感冒"这个词在中文里早就有，但传统上我们对感冒没有明确定义，而是把流涕、鼻塞、打喷嚏这些症状都笼统地称为感冒。现代医学里的感冒（cold）通常是普通感冒（common cold）的简称。普通感冒是病毒感染引起的一种上呼吸道感染，因为以流涕、鼻塞为主要症状，所有又称为急性鼻咽炎。

普通感冒是病毒感染引起的，虽然很多教材和指南说普通感冒大部分是病毒感染引起的，但基本不说除了病毒还会有什么病原体。《尼尔森儿科学》、梅奥诊所都是直接把普通感冒定义为病毒性疾病，也就是说普通感冒都是病毒感染引起的，病毒感染后可能会合并细菌感染，但比较少。

感冒很常见，孩子因为免疫系统发育得不完善，所以更常见，2岁以内的孩子一年可以有8～10次感冒，在幼儿园、孩子多的家庭里，因为交叉感染，感冒会更常见。但好在感冒可以自愈，如果孩子不是太小，一般不会发展成什么严重的疾病，所以得了感冒并不可怕。

感冒的症状没有特异性，流涕、鼻塞、喉咙痛、咳嗽、发热这些症状可以是感冒，也可以是其他疾病的表现。一旦孩子真的出现了感冒的症状，很多家长就脑洞大开，比如喉咙痛就担心是化脓性扁桃体炎；老流鼻涕、鼻塞又担心是不是鼻窦炎；孩子咳嗽了，会担心是不是肺炎；孩子发热了，会担心是不是什么细菌感染。对病情不确定产生的焦虑会让家长作出很多不理性的选择。

孩子生病了，保持警惕是对的，确实，有些症状看起来像感冒，但实际却是一些严重疾病的表现，比如流行性脑脊髓膜炎早期的症状和感冒很像，但毕竟发病率低，凭家长自己是无法判断的，盲目自己用抗生素，对感冒的孩子不但没有帮助，反而可能导致腹泻、皮疹、过敏等药物不良反应，也会增加哮喘、湿疹、肥胖等风险。

即便知道孩子感冒了，很多家长并不相信感冒自己会好，尤其是老人，认为生病了不打针吃药就不可能会好，看着孩子生病难受很心疼，忍不住给孩子吃点什么药，管它有用没用，好歹觉得自己做了点什么，会心安一些。所以很多感冒的孩子吃了抗生素、各种感冒药、中成药，过几天感冒好了，家长还以为是吃药吃好了，下次孩子再感冒，就容易按自己的感觉给孩子喂药。

事实上感冒是自限性疾病，目前没有针对感冒的抗病毒药，任何声称对感冒有抗病毒作用的药物，无论西药还是中药，都是骗人的。感冒都是自己好的而不是医生治好的，感冒药只能缓解感冒的症状，却不能治愈感冒。此外，就小一点的儿童而言，感冒药也起不到缓解症状的作用，而且可能产生副作用，所以 FDA 建议 4 岁以下的孩子不要使用非处方的感冒药和止咳药。至于中成药，都没有经过严格的临床药物试验，有效性和安全性都没有被验证过，而且很多添加了西药成分，和其他感冒药同时使用很容易造成药物过量，所以更不能吃。

有些孩子即便去找医生看了，确定是感冒了，也知道吃药对感冒没有用，但觉得提前用抗生素可能可以预防继发感染。但事实并非如此，无论是大人还是小孩，感冒预防性使用抗生素不会带来好处，反而可能产生药物的副作用。

但很多人也会觉得，虽然抗生素是处方药，但一上医院，医生还不是给开抗生素。这确实也是事实，感冒滥用抗生素在国外也很常见，1998 年美国的一项调查显示，44% 的感冒孩子被开了抗生素。国内这个比例只会更高，而且静脉输液、抗病毒药物也用得很泛滥，担心医生乱用药也是很多家长选择不去医院的一个原因。

这是因为感冒的诊断有很大的主观性，面对一个上呼吸道感染的孩子，很多医生也知道绝大部分是病毒感染，合并细菌感染是少数，但如果漏诊了可能出现不好并发症的孩子，家长可能会找自己麻烦。在不好区分是细菌还是病毒的时候，开上抗生素至少不会错得太离谱，药物过敏这样的急性严重并发症毕竟发生率不高，远期并发症很难关联到这次用药上来。大家都在滥用的时候自己滥用就不算什么大错了，该用的时候没有用，就是大错了。首先权衡自己的收益和风险是人的天性，在管理不规范的时候，滥用抗生素对医生自己收益大于风险，所以更多的医生会选择开药。

根据中国台湾的一项研究，医生和药剂师的孩子，因为感冒、上呼吸道感染、急性支气管炎而使用抗生素的比例明显低于普通孩子，这就是知识给孩子带来的帮助。可见只要家长多学习一点有关常见病的常识，孩子就能少吃一点亏。

关于感冒的九个常识

因为感冒是孩子最常见的疾病，知道下面这些简单的知识，就可以让孩子避免很多误区：

1. 感冒大部分持续 1 周，也有约 10% 的患者要持续 2 周。最先出现的症状常常是喉咙痒痛，随后出现鼻塞和流涕，喉咙痛常常在 2 ～ 3 天后自己缓解，然后以鼻子的症状为主，大约 30% 的孩子会出现咳嗽。

2. 和所有其他疾病一样，观察孩子的一般状态和精神反应很重要，精神状态不好，呼吸困难、口唇发紫等要赶快去医院。

3. 年龄小的孩子感冒容易出现严重并发症，所以 3 个月以下的孩子感冒要早点去医院。

4. 感冒合并耳朵痛，或者咳嗽超过 2 周要去医院。

5. 鼻塞、流鼻涕超过了 10 天要警惕鼻窦炎，也应该去看医生。

6. 抗病毒药物和抗生素对普通感冒没效，用了这些药不但对病情没帮助，还可能产生很多副作用。流感不同于普通感冒，可以在医生的指导下进行抗病毒治疗。

7. 不要给 4 岁以下的孩子吃非处方类感冒药和止咳药。

8. 孩子感冒可以让他多休息，如果发热可以多喝水，喉咙痛可以自己缓解，鼻塞可以用盐水滴鼻，湿润鼻腔后可以用球形吸管将鼻涕吸出，在孩子房间放一个加湿器可以帮助孩子湿化鼻腔，有利于液化鼻涕，让孩子更舒服一些。

9. 勤洗手、定期清洗孩子的玩具，让孩子不和感冒的人接触，除非必要少去人多的地方，有助于预防孩子感冒。打喷嚏的时候用纸巾捂住口鼻可减少病毒的传播。

幼儿急疹——育儿路上的纸老虎

孩子出生后从没生过病，半岁后有天突然发热，体温很快超过 39℃，从没遭遇过孩子生病的父母顿时心急如焚，担惊受怕中盯了孩子一天，期望他早点退热恢复往日健康活泼的模样，结果却是高热持续不退，然后父母按捺不住抱孩子到医院，一番打针吃药，却还是持续高热，眼巴巴地看着孩子发热一天又一天，觉得自己快要崩溃的时候，孩子却突然不热了，然后身上出现大片大片的红疹子……原来是幼儿急疹，这是很多家长所经历的孩子第一次生病。

对于另外一些学习型的家长来说，从怀孕开始就看了一堆育儿书，早早储备了各种儿童疾病知识，发热、腹泻、咳嗽等早烂熟于心，对于幼儿急疹这种知名度极高的疾病，他们自然听说过，平时学了这么多，终于等到孩子的第一次发热。嗯，一定是幼儿急疹，对症退热就行，等着"热退疹出"，等了几天热倒是退了，疹子却迟迟不见出，然后下一次发热又开始翘首以盼"热退疹出"。

以上两种情况，大概是很多家长所经历的心态。

幼儿急疹之所以这么出名，大概是因为它是孩子第一次生病的常见病种，一旦发病则来势凶猛，持续高热不停挑战着父母的心理极限，将家长玩得心惊肉跳，然后突然又撤了，高抛高放，走的时候还出点疹子，告诉家长是它来过了，让人无法不对它印象深刻。

了解过这个病的可能知道，幼儿急疹是人类疱疹病毒（HHV）感染引起的。主要是 HHV-6B，少部分是 HHV-7，前者感染的年龄更早，到了 2 岁 95% 的孩子都被感染过，后者感染得晚一些，3 ～ 6 岁年龄段的孩子感染率约为 75%，因为人群普遍携带，所以没有好办法预防，一旦从母体带来的抗体消耗完了就很容易感染，感染后病毒终生停留在体内，在极少数情况下，比如干细胞移植后，病毒可能再次激活发病，也有少数孩子感染这两种病毒发病两次。

幼儿急疹主要表现就是发热，最常见于 6 ～ 9 个月的孩子，突然出现 39℃ 以上的发热，大部分持续 3 天，也有少部分可以持续 6 天甚至更长，同时孩子可能会有烦躁易怒、鼻塞、流鼻涕、轻微腹泻这些表现，很少会有咳嗽。

幼儿急疹的另外一个特征是皮疹，典型的表现是"热退疹出"，但也可以在发热的时候出现，皮疹一般先出现在躯干上，然后蔓延到颜面和四肢，2 ～ 3mm 大小，呈淡粉色或玫红色，按压可以退色，可以持续 1 ～ 3 天，也有的仅持续几个小时就消退了，消退后不会留下痕迹。

知道了"热退疹出"这个特征，很多家长认为幼儿急疹很容易诊断，退热了疹子出来后，这时诊断确实比较容易，但这时病也快好了，之前因为担惊受怕可能血也查过了，片子也拍过了，抗生素也吃过了，甚至吊针都已经打完了，该折腾的也已经折腾完了。病好了，在感到欣慰之余，更多的可能是懊恼，如果当初淡定一点，孩子就不需要受这么多罪了，所以马后炮的诊断没有太多的意义。

如果孩子一发病就判断出了是幼儿急疹，那是不是更好？当然，因为幼儿急疹是病毒感染引起的自限性疾病，到了一定时间会自己好，除了部分孩子因为发热出现抽筋，极少部分孩子出现脑炎等并发症，绝大部分孩子都不需要特别的治疗，除了在孩子热度很高很难受的时候给他对症退热以缓解不适，多喝水补充水分外，所需要做的就是等自愈。只有出现了脑炎这些严重并发症或者存在免疫缺陷的孩子才需要考虑进行抗病毒治疗。

可惜的是，幼儿急疹早期诊断很困难，幼儿急疹的发热和皮疹都不具有特征性，同时有发热和皮疹的疾病还有很多，麻疹、风疹、肠道病毒感染，甚至接种疫苗后都会有类似表现，大一点的孩子还需要和猩红热鉴别。体温和发热的规律可以帮助判断感染的类型，根据孩子精神状态等情况也可以大概排除那些严重的细菌感染，但如果不做病原学检测，医生也不能把幼儿急疹和其他病毒感染区别开来，更别说家长自己了。

当然在这个年龄段第一次发热的孩子，有比较大的比例真就是幼儿急疹，所以面对第一次发热的孩子，蒙幼儿急疹总有一定机会蒙对，但蒙别的也一样有机会蒙对，蒙对了自然会很有成就感，但怕的是直接钻进幼儿急疹这个牛角尖里傻傻地等皮疹的出现，而忽视了观察孩子的精神状态等病情变化，耽误了其他严重疾病的诊断和治疗。

事实上，很多疾病病因虽然不同，但诊治原则却差不多，比如绝大部分儿童病毒感染都可以自愈，一旦出现发热，不管是什么原因引起的，只需要按照应对发热的原则进行相应的处理即可。

幼儿急疹也可以这样应对，孩子发热了，不管是幼儿急疹还是其他疾病，让孩子多喝水，热度较高难受时吃退热药，同时密切观察孩子的一般状况，一旦有精神状态不好、呼吸急促或出现其他家长无法把握的异常情况就及时就医。发热抽筋可以参照热性惊厥处理。2岁以下持续发热超过24小时，或者体温反复超过40℃，还是找医生看看。皮疹出来后会自行消退，不需要特殊用药治疗。

总的说来，幼儿急疹就像一只纸老虎，是一种容易让家长恐慌，却不需要特别治疗就能自愈的疾病，早期确诊没有大家想象得那么简单，出现症状对症处理即可，保持镇定不乱用药才是关键。

如何应对孩子湿疹

湿疹几乎是儿童最常见的皮肤问题，湿疹引起的瘙痒常常让孩子无法睡觉，长期疲倦、沮丧，甚至影响孩子的活动，困扰着很多家长。

很多问题可能和湿疹发病有关，比如皮肤屏障功能障碍、遗传体质、环境诱发、免疫调节紊乱等，目前的研究认为，皮肤屏障功能障碍是导致湿疹的主要原因。

既往认为食物过敏是导致湿疹的重要原因，可能是因为湿疹患者中食物过敏很常见。但现在研究认为食物过敏对湿疹的影响可能被高估了。真正食物诱发的湿疹很少。食物过敏在皮肤上的表现常常是急性荨麻疹、神经血管性水肿、接触性反应，这些症状可能会加重湿疹的症状。有食物过敏的重症顽固性湿疹的孩子更难治疗，但在发病原因上两者不是因果关系，食物过敏不是导致湿疹的主要原因。

认清这一点很重要，认为湿疹是食物过敏引起的，就可能误导治疗方向，错误地将重点放在忌口上而可能忽视皮肤治疗，而且长期忌口还可能导致营养不良和微量元素缺乏。

支持忌口治疗湿疹的证据并不多，但鸡蛋过敏可能是个例外，有鸡蛋特异性 IgE 的孩子吃鸡蛋后高达一半湿疹会加重，所以对于 5 岁以下有严重湿疹的孩子，如果已经进行了正确的皮肤护理和外用药治疗而湿疹依然持续存在，或者每次进食特定食物就出现快速皮肤反应，那就可以考虑进行过敏原检测（尤其是对牛奶、鸡蛋、花生、小麦、大豆）。

皮肤屏障功能起着保持水分的作用，同时阻止刺激物、过敏原、病原体进入皮肤，因为皮肤屏障功能障碍是导致湿疹的主要原因，所以湿疹的治疗重点应该围绕皮肤开展。

皮肤保养护理

洗浴：泡澡可以让皮肤吸收水分，有助于洗走皮肤表面的病菌。有研究发现，每天洗澡一次并用润肤剂可以让湿疹的孩子获益。如果孩子喜欢洗澡，可以每天洗 10 分钟；如果孩子不喜欢洗澡或者洗澡后湿疹加重，可以 2～3 天洗一次，每次时间不要太久以免皮肤脱水。水温过冷过热都可能诱发湿疹，所用要用温水，脏的地方可以用温和不含香味的合成沐浴乳，在快洗完的时候可以用柔软的浴巾清洗一下。

润肤：润肤可以缓解干燥带来的不适，也有助于修复皮肤屏障功能，对湿疹来说至关重要。润肤产品很多，但通常来说软膏的保湿效果最好，其次是面霜，再次是乳液。对湿疹的孩子来说，最好的润肤霜是不含香料且防腐剂含量最少的。润肤产品应该每天至少全身使用一次，而不只是用在有湿疹的部位。

同时要注意避免皮肤刺激，空气和环境过敏原、感染、烈性肥皂和洗涤剂、香水、粗糙不透气的衣物、出汗、精神压力等都可能诱发、加重湿疹，应该尽量避免，也要把孩子的指甲剪平剪短以免抓挠损伤。

皮炎病损治疗

湿疹治疗不能单靠保湿，外用激素对皮炎病损的治疗很重要。多家长都听过激素的副作用，所以一提到激素就觉得恐惧。但事实上如果恰当使用，外用激素对湿疹很有效且副作用极小。

对湿疹来说，通常不需要口服激素来治疗，即便是外用激素，药效大的同时副作用的风险也更大，因此也不需要用高效激素，弱效和中效激素就可以了，比如氢化可的松和曲安奈德。一般面颈部和皮纹处（比如腋窝、腹股沟）可以用弱效，躯干和四肢可以用中效。每次涂薄薄的一层就可以，要一直用到皮肤不红、不毛糙为止。如果用了 1 ～ 2 周没有效果，要再找医生看看是不是需要换药或者重新考虑诊断。

对一些急性中重度湿疹，外用激素治疗的同时可以湿敷，湿敷可以促进激素的渗透，还能缓解瘙痒。具体方法是洗澡后涂抹激素，然后用温水浸湿的纱布或棉布盖在创面上，再用干棉布包上，湿布可以连续用 24 ～ 72 小时。

瘙痒的处理

湿疹的一个重要症状就是瘙痒，在晚上尤为明显。引发瘙痒的原因很多，止痒并不那么容易，所以重点要放在预防上。要避免之前提到的那些皮肤刺激因素，更要坚持用药维护皮肤屏障功能并抑制炎症反应。

口服抗组胺药不能治疗湿疹，但可以止痒，也可以减少抓挠对湿疹部位的损伤。镇定类抗组胺药，如苯海拉明和羟嗪给孩子使用可能有副作用，应该谨慎使用；非镇定类抗组胺药，如西替利嗪和氯雷他定的止痒效果差些，但对那些因环境过敏原诱发的瘙痒有用。

外用的抗组胺药对治疗湿疹引发的瘙痒无效，还有可能加重皮炎，不建议使用。

管理感染

细菌和病毒感染都可能激发湿疹发作，很多患湿疹的孩子病情突然恶化可能和细菌感染有关，脓疱、渗出、结痂都可能提示合并感染。在这种情况下是否使用抗生素，以何种方式使用，医生要根据感染的严重程度来决定，这里就不多说了。

需要指出的是，湿疹是一个顽固的疾病，即便护理得很好还是可能复发。

经常反复让孩子痛苦，让家长抓狂。家长们认识了解这个疾病的特点，并规范护理有助于减少湿疹发作的频率和严重程度，让孩子少受折磨，同时也要知道，随着孩子的长大，湿疹会逐渐好转、痊愈。

儿童湿疹护理指引行动计划表

步骤	儿童湿疹护理行动计划
1	如果孩子喜欢洗澡，可以让他每天泡温水 10 分钟。如果他不喜欢或者你觉得水会刺激他的皮肤，可以每 2 ～ 3 天洗一次澡。在快洗完的时候可以用柔软的浴布帮助孩子清洗一下脏的地方
2	洗完后将身体轻轻拍干，到摸起来还是潮湿的状态就可以了
3	将医生开的药涂在发红、粗糙、痒的地方，只需要涂薄薄的一层即可 * 面颈部、腋窝、腹股沟的湿疹涂_____（比如弱效外用激素） * 躯干的湿疹涂_____（比如中效外用激素）
4	面部和全身都使用润肤剂（面霜或软膏比较好），外用药和润肤剂的涂抹应该在洗澡后皮肤还没干透的几分钟内完成
5	如果医生说过，每天可以重复第 3、4 步骤 1 次
6	只要觉得干和痒，可以重复涂润肤剂，医生开的外用处方药每天使用不要超过 2 次
7	外用处方药要一直用到发红、粗糙皮肤消失为止，如果用药 2 周没有改善要再咨询医生
8	湿疹消失后，面部和全身仍然要每天使用润肤剂
9	湿疹一旦复发，咨询医生后看是否应该重新使用外用药
10	如果孩子因为湿疹瘙痒影响睡眠，可以用抗组胺药改善睡眠 * 如果孩子痒，睡前 30 分钟吃一次_____（抗组胺药） * 如果孩子痒，必要时早上吃一次_____（抗组胺药）
11	有渗出、流水、脓点或黄痂提示有感染，要马上找医生看看是不是合并了感染

（本文根据美国儿科学会关于特应性皮炎护理指南编译）

了解这个病，或许可以避免一些悲剧

曾有段时间，我所在的科里十天内连续收了三个睾丸坏死的男孩，都是因为"疝气"卡住引起的。几个月的孩子就被迫切除了一侧睾丸，家长痛心，医生也很惋惜。

能导致睾丸缺血坏死，说明卡住的时间已经不短。肠子和睾丸被卡住了，孩子也不可能没有任何反应，很多孩子持续哭闹、吐奶，但家长没听过这种病，没有这个意识也就发现不了问题，最后觉得不对劲了送到医院，却为时已晚。

疝气卡住后除了可以引起睾丸缺血坏死外，也可导致肠管坏死，甚至引发肠穿孔，危及生命。发生这些悲剧的往往是父母根本就不知道孩子有这个病，或者知道这个病但不知道还会有这些风险，每个父母了解一下这个疾病，也许可以避免很多孩子的悲剧。

那什么是疝气呢？疝气是俗称，医学上的"疝"是指部分组织或器官离开了正常的部位进入别的部位，也就是有部分组织越界了，去了不该去的地方，正常情况下是过不去的，能过去是因为存在缺损。与成人可能存在后天性因素不同的是，儿童腹股沟疝基本是先天性的。

在胎儿发育的过程中，正常应该闭合的鞘状突（男）或 Nück 管（女）没有闭合，导致腹腔在腹股沟内环口位置有一缺口，肠子、卵巢或大网膜沿着缺口跑到腹股沟内或者阴囊里，然后鼓起一个包——这就是儿童腹股沟疝。

如果你发现孩子腹股沟或者阴囊鼓起来，尤其是哭闹、解大便、走路、跑步或其他用力活动的时候出现，安静的时候消失了，那就可能是腹股沟疝了，需要找医生看看，在鼓包的时候拍下照片给医生看也会方便医生判断。

腹股沟疝有三种状态：一种是鞘状突或 Nück 管没有闭合，有个缺损在那里，但肚子里的东西没有进去；第二种是有东西通过缺口跑进去了，但没有被卡住；第三种就是不但有东西跑进去了，还被卡在里面出不来，也就是前面说的导致睾丸坏死的那种情况，是最严重和危险的状态。

相对于第三种状态，前面两种对孩子的影响比较小。第一种状态孩子可以没有任何症状，但随时可能变为第二种和第三种状态；第二种状态可能会因为肠管弯折于腹股沟管内而出现下腹部的坠胀、肚子胀气，影响孩子的食欲和活动。另外，因为疝气让自己和其他孩子显得不一样，还可能影响孩子的心理发育。

通过未闭合的鞘状突或 Nück 管跑到腹股沟管里的器官，男孩最常见的是肠子，女孩最常见的是卵巢，一旦卡住了，就变成了第三种状态。卡住时间长了，肠子或者卵巢就会缺血坏死，男孩还可导致睾丸坏死，原因是睾丸的血管就紧紧贴在鞘状突后面，肠子一旦卡住，睾丸的血管也就被压在了，血流不过去了，睾丸就会发生坏死。

当然并不是卡住马上就会坏死，只有卡得很紧，时间比较长，才会出现坏死。有人做过动物实验，缺血 4 小时就可以导致睾丸坏死，所以一旦卡住了，就要尽快想办法松开，避免发生严重的后果。

哪些孩子更容易卡住呢？一般来说，缺损大的疝气反而不太容易卡住，因为肠管进出活动的空间相对更大，反而是那种缺损比较小，有些孩子甚至以前都没发现过有疝气，突然就腹股沟鼓起个包，然后痛得直哭，抱到医院时发现已经卡住了。

什么情况下容易卡住呢？一切可以增加腹腔压力的活动都可能诱发嵌顿，比如哭闹、解大便、剧烈活动，越来越多的肠子在腹腔压力作用下挤进了腹股沟内，越挤越紧就发生了嵌顿。疝气卡住之后，平时软软的、轻轻捏揉可能就消失的包块，突然变得很硬，孩子哭闹，不让碰，时间久了孩子还会出现呕吐、肚子胀。

大孩子卡住了家长一般都可以发现，因为孩子大了，家长往往都已经知道孩子有这个问题，而且大孩子也可能自己说，即便不会诉说，疼痛引起的哭闹还是有些不同寻常，往往会引起家长的重视然后找到问题，不会耽误太长时间，这也是大孩子的嵌顿疝很少引起器官缺血坏死的一个原因。

相反，孩子越小，尤其是新生儿的嵌顿疝不太容易被发现，一是这个年龄的孩子本来哭闹就比较频繁，不太容易引起重视，很多家长也不了解这个疾病，而卡住的疝往往并不大，不容易被注意到，尤其是冬天穿着厚厚的衣服时，别说是家长，就是医生没想到这个问题不去查看腹股沟也会遗漏诊断。

孩子越小，器官组织都很娇嫩，睾丸、肠管对缺血更敏感，较短时间内就可能发生坏死性损伤。所以大部分嵌顿疝引起的组织器官坏死都发生在 3 个月内的孩子，尤其是新生儿。

相对男孩来说，女孩的疝气发病率要低很多，国外的统计男女比例大约是 9 : 1，与男孩的疝内容物主要是肠管不同的是，女孩的疝内容物往往是卵巢，而且出现嵌顿导致缺血坏死的机会要小很多。

前面说了，疝气第一种、第二种状态随时可转变为第三种状态，卡住了，也就是医生所说的嵌顿疝，也是最危险的状态，如果方便的话应该尽早找医生处理。

当然也有很多时候找医生不那么方便，那家长是不是什么都不能做呢？也不是，如前所说，一切可以增加腹部压力的活动都可以诱发嵌顿，那在没有医生的情况下该怎么让卡住的疝气复位呢？那就是停止一切可以增加腹部压力的活动，所以要尽量安抚孩子，让孩子躺下，最好把屁股垫高一点，在安静的环境下让他放松，如果能做彻底的放松甚至睡着，确实有部分嵌顿疝可以自行复位。

但自己复位的疝气还是很少，尤其是孩子被卡住后很痛苦，很难让他放松下来。只要有条件就尽量找医生处理，卡住后自己在家观察的时间最好不要超过 1 小时，对婴儿，尤其是新生儿，更是一刻也别耽搁。

对于卡住的疝气，如果时间不是很长，医生一般会尝试做复位，也就是用手把掉出来的东西推回肚子里去，这个过程对孩子而言很痛苦，也有一定的风险，因为卡住的肠子和睾丸有没有坏死不是那么好判断，当然医生可以根据卡住的时间长短、孩子的反应、肚子胀的情况、腹股沟阴囊红肿的情况有个大概的判断，但不是那么准确。

另外，挤推肠子本身存在一定的风险，肠子有坏死当然更容易破，即便肠子没坏死，在外力的挤压下也一样可以发生破损，一旦破损，肠子里的大便就会漏进肚子里，那就是非常严重的问题。

嵌顿疝做手术肯定不会做错，因为指征是很确切的，手术不仅可以松开卡住的肠子，还可以同时做修补，彻底解决疝气的问题。但疝气急诊手术和平时做还是有点不一样，急诊做的切口要更大，而且因为组织卡住后会水肿，解剖没那么清楚，疝囊更容易破损，所以术后瘢痕会更大一些，复发的概率也更大一些。

疝气复位成功了并不代表万事大吉了，因为肠子的情况还不那么清楚，有些情况，比如卡得时间比较长、复位很费力的孩子，医生可能会让孩子留院观察一下，确认没事再回家。但只要缺损还在，能卡第一次就能卡第二次，为避免卡住给孩子带来的痛苦和风险，选个孩子身体很好的时机到医院做个择期手术，把疝气补上了才能万事大吉。

因为卡住有导致严重后果的风险，而疝气又极少有自愈的可能，所以一旦确诊，就应该手术治疗。但具体什么时候做手术，医生的看法有些不同。

国外一般是确诊了就建议尽早手术，哪怕是新生儿。理由是孩子越小，发生嵌顿的风险越大。因为根据统计，疝气卡住导致肠子和睾丸坏死这些严重并发症主要发生在 3 个月以内的孩子，尤其是新生儿，为避免这些严重风险，尽早手术是有道理的。

但孩子年龄小，手术也有困难的地方。孩子越小，对麻醉医生和手术医生的能力要求也越高。新生儿和小月龄婴儿麻醉后呼吸抑制的风险会更高一些。孩子小，组织也更娇嫩，分离缝扎的时候更容易破损。如果是做腹腔镜微创手术，孩子小，肚子里的操作空间就小，操作也会更困难一些。考虑到这些因素，不同的医生会根据自己的经验给出不同手术时机的建议。国内很多医生倾向于在 1 岁左右做手术。

但这是针对没有嵌顿过的孩子，一旦有过嵌顿，复位成功后都应该尽早手术，相比嵌顿的危害，麻醉、手术的那些困难不算什么，对经验丰富的专科医生来说，年龄也确实不是什么问题。

手术也是目前疝气治疗效果最确切的方案，疝气带、硬化注射等都是没有验证过的方法，效果不确切，而且不安全，不要去尝试。

鞘膜积液

腹股沟和阴囊摸到包块，不一定就是疝气，还有可能是鞘膜积液。这是一种性质和疝气几乎一样的疾病，不同的是疝气掉下来的是肠子、卵巢、大网膜，而鞘膜积液则是肚子里的水流下去存积在某个没有闭合的管腔里，形成一个包块。

这个包块一般活动后会增大，所以往往下午看起来会大一点，早上醒来会小一点，挤捏也一般不能变小或者消掉。用电筒对着包块照射，可以看到里面是透亮的，有经验的专科医生通过触摸基本可以区分这两种疾病。

因为发病的原因是一样的，这两种疾病也可以同时存在。又因为性质相同，所以在手术治疗上两种疾病也没有区别。但和疝气相比，鞘膜积液不存在嵌顿的风险，危害比较小，而且自愈机会也比较高，所以手术没有那么紧迫。在手术时机上，医生的建议也会有些不一样，两三岁还没有自愈的鞘膜积液，大部分医生会建议手术。

脐疝

脐带脱落不久，有些家长发现孩子一哭闹肚脐就突起来，圆圆的，一捏就瘪了，里面还咕咕响，看起来很吓人，这就是脐疝。

脐疝发病率很高，但好在危害很小，极少会卡住肠子，除了外观上有点难看，不会对孩子造成什么影响。

到了 1 岁半左右，脐疝大部分可以自愈，不需要贴硬币绑带子去压迫，也很少需要手术。即便手术，也一般要等到 4 岁以后再做，除非是局部缺损特别大（＞2cm)，或者在一两岁之后缺损还在继续增大，那自愈的可能性就比较小，应该早一点手术处理。

虽然脐疝极少有卡住的情况发生，但如果家长发现突起的包块变硬，孩子疼痛、哭闹，也要警惕，必要时应去医院找医生检查。

防不胜防的肠套叠

孩子小的时候，因为不会说话，主要是通过哭闹和外界交流。哭闹的原因有很多，饿了、拉臭了、衣服穿得不舒服都可能会哭闹。

大部分哭闹是正常，持续时间不长，也没有其他的异常，通过安抚可以缓解。但有的孩子哭闹是因为疾病带来了痛苦，甚至是一些比较急的病，那就需要小心了，比如前面讲的疝气卡住了。此外，当孩子无缘故地出现阵发性哭闹，哭闹10多分钟，安静几分钟，又出现一阵哭闹，反复持续，那就要警惕一种疾病——肠套叠。

肠套叠是就是肠子钻进了邻近的肠子里，被卡住了出不来，主要的风险是时间长了，卡在里面的肠子会发生坏死，导致严重的后果。肠套叠是小儿普外科三大急症之一，既然是急症，所以处理的主要工作都要交给医生，家长所做的是早点发现孩子的问题，并想到这个病，然后及时将孩子送到医院。

哪些孩子应该警惕肠套叠呢？ 4～10个月是肠套叠最好发的年龄，这个年龄段的小胖子，尤其是男胖娃，应特别警惕。2岁以上肠套叠的发生率逐年减少，新生儿和5岁以上孩子发生肠套叠要小心是不是肠子上长了东西。

除了特征的阵发性哭闹，肠套叠最常见的表现还有呕吐和拉"果酱样"大便，这都是肠子被卡住后所致。医生根据这些表现，再加上摸肚子，摸到一个长条的包块，就基本可以确定。但有些孩子哭闹得厉害，挺着肚子，或者孩子太胖了肚子胀得厉害了，就不那么好摸，需要靠超声检查来确定。

还有些孩子表现得很不典型，细心的家长就觉得孩子脸上一阵阵发白，面容有点痛苦，觉得不对劲就送到医院，结果证实是肠套叠。也有的孩子仅表现为呕吐或者大便有点血，没有别的症状，不仔细检查很容易遗漏。曾经有个同事接诊过一个因为从床上摔下后有点吐的孩子，以为是脑震荡，肚子也没摸出什么异常，但觉得还是有点不对劲，于是做了个超声，结果却是肠套叠，真让人防不胜防。

只要孩子得过一次肠套叠，家长的警惕性都很高，一发现孩子不对劲就送到医院，所以基本不会有耽误，拖到肠坏死、休克的往往是第一次发病的。医生其实也一样，漏诊过一次肠套叠，腹部超声的开单率也会迅速上升，这就是警惕性提高后的反应。

肠套叠诊断明确后治疗并不难，通过灌肠，也就是朝屁股里打气或者打水，靠气体或水的压力将钻进去的肠子冲出来，虽然少数情况下会发生肠穿孔，但90%以上可以通过这种方式治好，治好后大部分也不会复发。卡得很紧冲不出的情况就只有手术了。还有一些卡得时间长，估计有肠坏死可能的，就不能灌肠，只有手术。确定是因为肠子长东西引起的肠套叠，也只有手术去除病因才能避免再次套叠。

孩子得过肠套叠的家长都觉得很恐惧，很想知道怎么去预防，遗憾的是，除了肠子长东西引起的继发性肠套叠，目前肠套叠的发病原因还不是很清楚。有的认为可能和饮食改变有关，有的认为和神经失调有关，但都没有很确切的证据。比较明确一点的是一些肠道病毒和呼吸道病毒感染可以诱发肠套叠，所以虽然很难预防，但还是要尽量做好孩子的个人卫生。

手术时机的选择，医生的说法为什么不一样

很多家长问，同样是疝气，为什么不同的医生建议的手术时间不一样？有的建议发现就做，有的说一岁左右做，有的说三岁后再做，让人无所适从，医生是根据什么来确定手术时机的呢？

根据病情，我们将手术大概分为三类：

第一类是急诊手术：这类就是必须尽早完成不然马上就有危险的手术，比如外伤出血、胃肠穿孔等。

第二类是限期手术：比如肿瘤，等上一小段时间也没大问题，但等的时间太长了，肿瘤越长越大，甚至扩散转移，就可能影响治疗效果。

第三类是择期手术：顾名思义，就是可以选择一个合适的时期去做的手术，病情不急，早一点晚一点关系不是很大。

急诊和限期手术自然不会有太多的分歧，出现说法不一样最多的是择期手术。正是因为时间可以波动很大，所以就可能会有很多不同的建议。那医

生一般根据哪些因素来推荐择期手术时间呢？

和决定是否手术一样，医生根据手术带来的收益和风险进行权衡后作出建议，手术时机其实也是一样。当收益风险比最大时，这就是最恰当的手术时间。虽然很多疾病有了共同的诊疗指南，但医生的经验不同，可能会对收益和风险的理解有所不同，给出不一样的建议也是很常见的。

还是拿疝气来看吧。

早做有什么好处呢？当然是立马就解决了问题，免除了后顾之忧，不用整天担心疝气什么时候卡住出问题。

但早做有什么劣处呢？早做的话孩子相对更小，对麻醉和手术的耐受力更差一些，而且孩子小的时候腹腔空间小，手术操作相对困难，疝囊更容易撕裂，复发机会也要高一点。到了 1 岁左右，这些问题就基本不存在了，所以儿童专科医生大部分建议在这个年龄做手术。

但是，医生手术时机的安排还会综合每个患者不同的情况和医生自己的经验。

比如某个孩子的疝气有卡住过，再次卡住的风险就要大很多，为了避免这种风险，医生就会建议早点做。再就是要看家长的态度，如果家长比较注重自己和孩子的生活质量，手术意愿比较强烈，那在条件允许的情况下医生也会适当提前安排。

医生自己对手术的经验可能不一样，如果医生自己对太小年龄的孩子治疗信心不那么足，那也可能会建议推迟一下手术时间。非儿童专科医院的医生很多建议 3 岁后再做手术，那是因为一些综合医院的麻醉和手术对太小的孩子信心不那么足。

按这种思路，也就不难理解医生建议鞘膜积液的手术时间普遍要比疝气晚，那是因为相对疝气来说，除非转化为疝气，鞘膜积液不存在卡住的风险，而且自愈率也比疝气要高很多。

说到手术时机，儿童外科不得不说的一个病就是隐睾——一种睾丸没有正常下降到阴囊底部的疾病。因为睾丸停留在更高的腹股沟或者腹腔里，那里的相对高温时间长了会对睾丸产生损伤，所以需要做手术把睾丸放到阴囊里去。以前推荐的手术时间是在 2 岁之前，理由是 2 岁之后睾丸的损伤就不可逆转。但后来，医生们发现在 1 岁左右就会有损伤，所以现在大多建议 1 岁做手术。

理论上讲，出生后睾丸越早进入阴囊，对它的发育就越好，为什么医生不在孩子出生时马上做手术呢？除了前面讲的那些手术麻醉耐受的问题外，1 岁以内的孩子睾丸还存在一定的自行下降的机会，所以医生改为建议 1 岁做手术。同时，有些医生认为睾丸自行下降主要发生在 3 个月内，之后自行下降的机会会小很多，所以现在很多医生都主张在 1 岁内完成隐睾手术。

随着医学的发展，医生对疾病的认识也在不断提高，麻醉和手术技术也在不断进步，手术越来越安全，给孩子的伤害和影响越来越小，儿童外科很多疾病的治疗时间都有提前的趋势。给还没生下来的胎儿做手术的胎儿外科已经在逐步发展，就是一个明证。

一次沉重的选择

2013 年 7 月的一天，半夜从外院转来一个小女孩，被父母抱到病房时脸色苍白，门诊超声考虑为肠套叠。肠套叠是一种儿童常见病，就是一段肠子钻进旁边肠腔内被卡住出不来，主要的风险是时间久了卡在里面的肠子会慢慢缺血坏死，一般是通过灌肠来解除套叠，但对怀疑已有肠坏死的孩子只能做手术。

这个孩子发病时间很久了，肚子胀，脸色苍白，肚子可以摸到长条的包块，摸肚子不哭也不闹。看过孩子后，我觉得病情已很危重，完成手术准备后就马上推进了手术室。

手术开进去，里面的情况和术前判断一样，肠套叠，而且是小肠套叠，一种更少见、更难复位的类型，套入的肠管长达 1 米，这 1 米的肠管呈暗紫色，只有局部稍有点血色，肠壁上还有一个息肉样肿物，这个直径不到 2cm 的肿物就是诱发肠套叠的元凶。看着这样的肠管，我对助手说"恐怕留不住了，得切。"

　　也就是在量完肠子这几分钟后，原先暗紫色的肠子有些红润了，解除压迫之后，肠子的供应血管恢复了血流，已经缺血的肠子似乎渐渐开始缓过来了。

　　这时候我开始犹豫了，切，还是不切？切的话，不用担心后期肠坏死的问题，不需要做两处肠吻合，但是孩子将失去一半的小肠，可能导致发育落后。不切的话，现在不太好的肠子术后出现迟发坏死的风险不小，这将导致严重的后果，而且在切除肿物及肠壁破口两处肠管后还要做两处肠吻合，术后吻合口瘘的风险要增加至少1倍。

　　在肠管可疑坏死的情况下，切除肯定是符合原则的，我可以很坦然地和家长交代，"这个肠子留下来风险太大，为了安全，还是切了。"哪怕术后真的出现了短肠综合征，肯定也怪不到我头上来，因为没谁能保证它留下不会出问题。切除对孩子来说可能不是最好的选择，但对手术医生来说肯定是更安全的选择。

　　在肠管有存活机会的情况下，不切除肯定也是符合原则的，在肠管颜色红润、血管有搏动的情况下，留下来肯定也没有错。如果留下来的这段肠子好了，皆大欢喜，孩子保全了几乎全部的肠管，医生也会很有成就感。但如果这段肠子又慢慢坏死，将导致大量毒素吸收，甚至肠穿孔，很可能要了孩子的命。真要出现这种情况，医生自己的挫败感什么的就不提了，在现在的医疗环境下，孩子手术后死了，家长即便不和你拼命，也很可能大闹医院，索要巨额赔款，医生自己也可能在医院里一辈子抬不起头。

　　切或者不切，可以影响一个孩子的命运，一个家庭的命运，甚至医生自己的命运。

　　当然，作为一个在临床上摸爬滚打很多年的外科医生，对这种状况已经习以为常，这些分析也是条件反射一般在脑海里瞬间完成。虽然套叠肠管切或者不切可以犹豫一下，但长有肿物那一段肠子是必须切除的，切那段肠子的时间正好也可以作为肠管血运的观察期。所以，我毫不犹豫地开始动手离断肿物所在肠管对应的系膜了。几分钟后，系膜断好了。这时，再检查原来发黑的肠管，肠管竟然已经红润了，虽然肠壁仍然水肿，但肠管颜色和正常肠管几乎没有区别，系膜血管也在搏动，面对这种肠管，我敢肯定绝大部分医生都作不出去切除的决定。我和助手都长出了一口气，终于不用把孩子那么长的肠子切掉了。

手术后，孩子回到病房就出现持续发热，体温就没低过38.0℃，心率快，肚子胀。术后第3天，孩子的状况依然没有任何改善的迹象，已经有休克早期的表现，于是转入ICU。虽然孩子住院后就告知病重，但迟迟没有住进ICU，主要还是因为孩子的家庭经济状况不太好，完全靠孩子的爸爸开出租车支撑着整个家，进了ICU意味着花钱如流水，绝大多数家庭都很难承受，更别说像他们这样的状况了。但孩子现在的病情已经很危急，不进不行了。

孩子转入ICU后，提升了治疗级别，但病情仍在恶化，休克症状越来越严重，这个时候如果不处理病因，再盲目等下去估计孩子扛不了多久。虽然在这种病情下再次手术的风险极大，但再次剖腹探查恐怕是孩子生存的唯一希望了，所以在术后第5天清晨，我们一致决定再次手术。

在5天之内进行第2次手术，很多家长都无法接受，但孩子的父母没有任何质疑和怨言。一是家长知道孩子来的时候已经很危重，而且术前术后都交代过再次手术的可能，各种预后的可能性都做过很详细的沟通；二是孩子的父母确实通情达理，而且对我们有着充分的信任。家长没有任何怨言地签了同意书，默默地看着我们把孩子推进了手术室。

第2次手术做进去了，虽然术前也有猜到这个可能性，但目睹了里面的情况仍是让我如坠深渊：肠坏死，第一次被套入的那段肠子已经完全坏死了，坏死组织释放的大量毒素以及并发的感染是导致孩子术后病情持续加重的罪魁祸首。我们只得把坏死肠管做了切除。

走出手术室，我心情沉重地向家长交代了手术中的情况，并告诉他们第2次手术虽然做完了，但因为孩子之前的感染太严重，术后恢复仍然不容乐观。也许是见过听过太多医闹，孩子父母的表现真是让我动容，除了感谢我们的抢救，没有一点猜疑，没有一句质问。这种信任反而让我心生愧疚，虽然我当初也是想着为孩子好,为了给她多保留 1 米的肠子,但现在事实证明我的决策是错误的,不但没有留住肠子,还将孩子置于命悬一线的境地。我只能在心里暗下决心,尽自己最大努力去把孩子救回来。

再次手术后,孩子的病情似乎并没有好转的趋势,术后两天心率都维持在每分钟 200 次以上,由于炎症介质影响了血管的通透性,孩子全身水肿,眼睛都无法睁开,肚子胀得像皮球,感觉死神就蹲守在她旁边等她咽下最后一口气。那段时间,内疚、担心、恐惧、焦虑时刻折磨着我,根本睡不着觉,每天上班第一件事就是去 ICU 查看她的病情变化,值班时只要空下来就守在她的床边,盯着监测指标的波动,盼望着奇迹降临逆转病情,但奇迹迟迟没有出现……

接下来的好几天,每天去检查这个孩子的时候,都是孩子妈妈默默守在 ICU 门口,看到我就跑过来询问病情。我问孩子爸爸怎么不来了,她说这段时间因为孩子生病,他一直没开出租车,损失了很多钱,现在孩子住在 ICU 里面,看不到孩子也帮不上什么忙,还不如去开车赚点钱交医药费。我在心里默默地感叹,为孩子有这样的父母而庆幸,也为自己能遇上这样的患者家属而庆幸。

也许是 ICU 医生和我们的努力没有白费,也许是幸运之神的眷顾,终于,在术后 1 周,在我已处于绝望的深渊时,孩子的病情竟然有了好转的迹象,渐渐有了排便,心率逐渐下降并平稳,全身水肿慢慢消退。她在术后十几天后出了 ICU,回到了普通病房。再经过一段时间的治疗,孩子完全恢复了健康,恢复进食后也没有出现短肠综合征的症状,顺利出院了。出院那天孩子父母对我们医护人员千恩万谢,见证了整个治疗过程的护士说,她的康复比以往任何一个孩子的康复都让人高兴。

虽然我们帮这家人申请到了一万元的救助基金,到出院的时候,他们仍然欠了三万多元钱,但是没有人和家长提欠费的事情,我们默许孩子出院了。虽然没有人去催过账,但 3 个月后家长自己回到医院把所有欠账全还上了。整个治疗过程历时近 1 个月,历经艰险磨难,但结局很完美,还有些感动。

回过头看，从医以来，做过的腹部手术自己都数不清了，但迟发性肠坏死还是第一次碰到，如果重来一遍，我能否作出不同的选择来避免这次术后并发症？恐怕未必。

医学发展到今天，有了很多进步，但仍然存在很大的局限性。病症本身千奇百怪，在不同的人身上，甚至同一个人在不同阶段都可能有不同表现，我们对人类自己的身体还有太多的未知，对很多疾病的认识还很不完全。开刀或者不开刀，开刀后会发生什么，需不需要再开刀，什么时候再开刀，很多时候都是凭借医生自己的知识和经验去估算，根据概率的大小、收益和风险的权衡作出决策。决策正确率的高低和医生的素养、训练有关系，但很多时候也和运气有关系，不可能每一次都能作出正确的决策。是人就会犯错，水平最高的医生也会有犯错的时候，我们可以在经验和教训中不断总结经验，提高正确率，但永远无法保证不会犯错。

对这个孩子，如果第一次手术中评估是 100% 可以存活或者会坏死，那都不需要犹豫就可以作出选择，但现实是医学问题大部分时候都不是 100%，很多时候要面对的是 60% 对 40%，甚至 51% 对 49%，又该如何抉择？哪怕是 99.9% 对 0.1%，会坏死的机会很小很小了，但谁又能保证不会碰上了那 0.1%？发生了对患者而言就是 100%，如果患者和医生一样可以认可那 0.1% 的风险，我相信所有的医生都愿意去冒这 0.1% 的风险而争取那 1 米多的肠管。99.9% 的正确率对医生来说是很好的成绩，做 1000 台手术，999 台都没有问题，但剩下的那一台出问题就可能让一个患者失去生命。

我想没有医生愿意看到自己的患者出现问题甚至死亡，绝大多数情况下，医生和患者的目标是一致的，那就是战胜疾病，患者收益最大化，风险最小化。

但因为种种原因，中国医患关系的现状是剑拔弩张，医患互不信任，互相提防。一方面，患者经常会质疑医生的医疗措施是不是掺杂了私利，有的人只要有了不好的预后，不管医生是否有违诊治规范，都讨要说法，甚至诉诸暴力，以致杀医血案频现。另一方面，医生为了尽量减少漏诊误诊，多做检查，不敢采取有效、对患者有利但可能要冒一点风险的措施，或者不想承担任何责任，干脆让患者自行选择方案；不敢收治疑难复杂、预后不好的患者，远离有猜疑行为的患者，这样的结局就是医患两伤。

在这个故事里，我认为正是因为家长的宽容，才能让我们正视治疗中的失误，全心全意地投入到救治中去，也正是因为医患之间完全信任，才最终携手化解了诊治过程中的一个个危机，争取到了每一分希望，战胜了死神，挽回了孩子的生命。

（本文首发于纽约时报中文网）

手足口病

手足口病很常见，每年的夏秋季节都可能出现发病高峰，甚者在一些幼儿园暴发流行。大部分患手足口病的孩子都能自行恢复，但每年都有一部分重症病例住进 ICU，甚者死亡。虽然这种几率非常小，但依然让家长们对手足口病深怀恐惧。

怎么避免孩子得这个病，得了这个病怎么办？怎样避免发展为重症病例？要解答家长们的这些问题，我们首先需要知道，什么是手足口病。

因为主要表现为手、足、口腔的疱疹，所以这个病被称为手足口病，但疱疹并不局限于这三个部位，屁股和腹股沟区也可能会有疱疹。在出疹之前，大部分孩子会发热 1 ～ 2 天，口腔内出疹后孩子会很痛，影响饮食。

能导致手足口病的肠道病毒有十余种，但以柯萨奇 A16 和肠道病毒 71 型（EV71）为主。除了我国去年批准上市的全球首个 EV71 灭活疫苗（临床试验显示，该疫苗对 EV71 引起的手足口病保护率达 97.3%），目前没有其他疫苗或者抗病毒药物可以预防手足口病。一旦孩子得了手足口病，和普通感冒一样，只能对症治疗。

孩子发热了，体温超过39℃就可以吃退热药。生病期间鼓励孩子多喝水，喝冰水可以短时间内缓解喉咙疼痛。饮食上尽量选择清淡且不需要费力咀嚼的食物，以免加重口腔刺激。

人类目前对很多病毒都束手无策，好在手足口病和感冒一样，绝大部分会自己痊愈，但需要警惕一些可能出现脑干脑炎、心肌炎、呼吸衰竭的重症病例。这部分病例虽然很少见，一旦出现却很凶险。如果孩子体温持续在39℃以上，并且出现精神萎靡或烦躁、呕吐、肢体抖动、无力、站立不稳、呼吸快这些表现，要及时就医。

因为没有特效的抗病毒药，重症病例到了医院也是对症治疗，比如脑水肿了用脱水剂，呼吸困难用呼吸机，只有通过早期干预才能够提高孩子的痊愈率，但医学还没发展到能让每个孩子都扛过来的程度，孩子没救过来未必是医生的错。

大部分的手足口病都是普通型病例，重症病例只是很少一部分，这是一个好消息，令医生和家长苦恼的却也是这一点：在大量会自愈的孩子中，隐藏着少数几个会有危险的孩子，不得不对所有患病的孩子提高警惕。

孩子得了手足口病，所有的家长都期望他自己的孩子不要发展为重症病例。遗憾的是，孩子是否会发展为重症病例，主要和感染的病毒种类有关，和孩子生病后家长做什么无关。得手足口病5天以内的年龄小于3岁的孩子要特别警惕，因为这是重症病例的高发人群。

手足口病一旦发病，没有特效药，也没办法预防向重症病例发展，家长所能做的是尽量预防孩子被感染，平时注意卫生，让他勤洗手，避免和感染的孩子接触，一旦感染应密切观察，怀疑有重症表现要及时就诊。

因为恐惧重症病例，很多家长和医生也会病急乱投医，给孩子吃中药来预防病毒，或者用利巴韦林之类的药物来抗病毒，用免疫调节剂来预防重症病例的发生。但这些药物并不会减少孩子患病的机会，也不能阻止病情的发展，反而可能增加孩子药物不良反应的风险。

也有些不法厂商利用家长的恐惧心理，用一些完全没用的产品来骗钱。诸如"手足口病病毒抗体喷剂"之类，根本就不是药品，对病情不会有任何帮助，花钱买这些东西还不如买点肥皂给孩子洗手。

有个好消息是现在有了新上市的 EV71 疫苗，如果担心孩子得了手足口病发展为重症病例，有条件的家长可以带着孩子去接种疫苗，根据临床试验报告，EV71 疫苗接种后保护率很高，但目前好像很多地区还没上市。

疱疹性咽峡炎

去年 6 月女儿生病了，那天吃完晚饭洗完澡，她说喉咙痛，头晕犯困，然后早早上床睡觉去了，要在平时，她总是玩到我们一再催促才肯去睡觉。

那天晚上幼儿园的家长群里也很热闹，因为很多孩子都发热了，有的说头痛、喉咙痛，有的因为高热去了医院，有的说医生检查了喉咙，说是疱疹性咽峡炎。妻子一边和群里的妈妈们聊天，一边不时去摸摸女儿的额头，果不其然发现她也烧起来了。

平时女儿发热，我多少也会有点担心紧张，倒不是担心烧出什么问题，而是不知道发热的原因是什么。这次我却没怎么担心，因为一个班里突然这么多孩子集体出现了发热，而且有的孩子已经出现咽喉部的疱疹，就很清楚她发热的原因了。

不担心的另一个原因是我知道疱疹性咽峡炎是一个预后很好的没有特效治疗方法的自愈性疾病，除了等待，能做的只是对症治疗。

接下来，女儿间断烧了两天，偶尔还是说喉咙痛、头痛，我检查了喉咙没有看到疱疹，于是给她特意准备了稀饭，喉咙痛就喝点凉开水，看她精神状态也都不错，能吃能玩，体温都没怎么量，退热药也没吃。两天后女儿所有的症状都消失了。

女儿班上40个孩子，因为疱疹性咽峡炎，在接下来的周一只有七八个去上学了，有的因为生病没去，有的是因为担心被传染没去。一两天内导致一个班几乎停课，也让我见识了疱疹性咽峡炎的传染性。

疱疹性咽峡炎和手足口病一样，都是由肠道病毒感染引起的，手足口病主要由柯萨奇A16和肠道病毒EV71型引起，疱疹性咽峡炎主要由柯萨奇A型引起，EV71也可以引起疱疹性咽峡炎，但比较少。

因为病原体差不多，所以这两个疾病的症状也很相似，都可能出现发热、喉咙痛、头痛、呕吐，也都可能出现疱疹。只不过疱疹性咽峡炎的疱疹局限于咽喉部，而手足口病的疱疹除了可以出现在口咽部外，还可以出现在手、足、屁股、腹股沟区。除非是出现了这些部位的疱疹，否则手足口病和疱疹性咽峡炎很难鉴别。

同样是肠道病毒感染，在不同的人身上表现出来的症状可能完全不同，有的孩子感染后可以没有任何症状，有的只表现为发热，有的表现为发热、头痛、背痛、呕吐，有的连同疱疹、喉咙痛这些症状全都出现。这些症状持续的时间也因人而异，有的持续两三天，有的持续1周，也有极少一部分出现脑炎这样的严重并发症。对疱疹性咽峡炎来说，小一点的孩子发热更严重，大孩子头痛、背痛的症状更明显。

因为和手足口病一样，都是由肠道病毒感染引起，所以疱疹性咽峡炎的治疗也以对症治疗为主。当孩子体温超过39℃且明显不舒服时可以吃布洛芬和对乙酰氨基酚退热，这些药物同时具有止痛效果，可以缓解喉咙痛、头痛、背痛。

疱疹性咽峡炎在家庭护理方面，也和手足口病相似。为减轻咽喉部的刺激，尽量给孩子吃清淡的，不需要怎么咀嚼的食物，喉咙痛得比较厉害的时候，给孩子喝凉水、冰水、吃冰棒，一方面可以暂时缓解一点疼痛，另一方面可以补充水分预防脱水，除此之外就是等自愈。

疱疹性咽峡炎出现脑炎很少见，但还是要保持警惕，如果孩子出现头痛、呕吐、脖子僵硬或疼痛，或者行为异常、呼吸急促、精神状态不好，就要及时去医院。同时家长还要观察孩子是否有脱水的表现，一旦发现脱水，也应该及时就医。

引起疱疹性咽峡炎的肠道病毒主要通过粪 - 口传播，也可以通过咳嗽、喷嚏的飞沫传播。在发病前的潜伏期到患病后的几周之内，都会有传染性，以感染后的第 1 周传染性最强，所以在群居的幼儿园、学校很容易引起暴发流行。

除了刚上市的 EV71 疫苗可以减少 EV71 病毒感染引起的病例，疱疹性咽峡炎无法通过其他方法预防。所能做的就是注意卫生，孩子使用的物品、玩具要及时清洗消毒，同时要让孩子养成勤洗手的好习惯以减少感染的风险。好在疱疹性咽峡炎预后都很好，感染了也不必太担心，因为害怕被传染而让孩子几周都不去上课是不现实也不理智的。

轮状病毒和腹泻

几乎每个孩子在成长过程中都会经历拉肚子，腹泻是内科病，但每年轮状病毒感染高峰季节，儿外科也会非常繁忙。

一是因为轮状病毒感染会增大孩子患肠套叠的风险，到了秋天肠套叠也会增多，在儿童医院，多的时候一天有近 10 个灌肠治疗的孩子，灌不开的还要做手术。

二是轮状病毒肠炎常常有呕吐、腹胀等症状，到了医院医生为了排除肠梗阻，会给孩子拍片子，而患肠炎的孩子很多会有肠麻痹的表现，拍片子会有液气平，放射科医生一看到液气平，抱着宁可错杀不可放过的态度，会写一个"肠梗阻不除外"的诊断报告，内科医生一看"肠梗阻"的字眼就会把孩子转诊到普外科，所以每年儿外科医生也要跟着应战轮状病毒。

对于轮状病毒，外科医生的诊治经验自然没有内科医生丰富，但因为上面的原因，我也接触了很多这样的病患，所以还是可以和大家分享一些知识。

大家可能听说过，轮状病毒肠炎是一种自限性疾病，所谓"自限性疾病"，就是不做治疗大部分也自己会好的疾病。但大家可能不知道，直到现在，腹泻仍然是导致 5 岁以下儿童死亡的第二大原因。据估计，在 2008 年，全球有约 453 000 名 5 岁以下儿童死于轮状病毒感染，占因腹泻而死亡孩子的 37%，占 5 岁以下死亡孩子的 5%。

因为轮状病毒的传染性很强，在体外可以存活几个小时到几个月，在低温环境下存活时间更长。在急性期患者的大便里，每 1 克大便含有的病毒数量超过 1000 亿个，而且孩子在出现症状之前就可以排出病毒，一直持续到症状出现后 10 天，所以家庭、幼儿园里很容易相互传播。

新生儿因为从母亲那里带来的抗体还比较高，感染后常常没有症状或症状很轻，但早产儿因为没有获得足够的抗体，是个例外，出现重症表现的风险要高于足月儿。重症病例主要出现在 3 ~ 24 个月的孩子中，只有大约 25% 的重症病例发生在 2 岁以后。大部分孩子要感染多次轮状病毒，但第一次感染的症状往往比后继的感染重，后继的感染症状比较轻甚至没有症状，可能是因为首次感染产生了免疫保护。

孩子感染了轮状病毒，并不是马上会出现症状，在前面 1 ~ 7 天的潜伏期里，孩子可以没有任何表现，潜伏期一过就出现症状了，开始的表现往往为发热和呕吐，大约一半的孩子会发热，大多是低热，但也有约 1/3 的孩子体温会超过 39℃，80% ~ 90% 的孩子会出现呕吐。这些症状持续 1 ~ 2 天后孩子就开始拉水一样的大便了，一天可以拉 10 ~ 20 次，腹泻一般持续 3 ~ 8 天。

大部分孩子是这样的一个过程，但这个过程也足以让很多家长惊慌失措。比如最初表现出的发热，在没有出现其他症状的时候可能被家长判断为感冒，然后就给孩子吃感冒药。如果出现的是呕吐，又要担心是不是吃坏了东西，开始给孩子吃止吐药。等到孩子开始拉肚子了，看着孩子不停的"噗噗噗"，很多家长又开始心塞了，然后就开始思密达、妈咪爱一起上，甚至抗生素也一起吃。

确实，所有家长面对自己孩子生病都很难淡定，巴不得所有的症状远离孩子，让他远离一切痛苦，但很多事不能顺人意。即便是美国，5岁以内的孩子基本都会被轮状病毒感染，其中4/5的孩子会出现轮状病毒肠炎，所以大部分孩子都难躲过轮状病毒。目前还没有有效的抗病毒药物用来治疗轮状病毒肠炎，和感冒一样，无论家长急或不急，都没有多少办法去缩短病程。

大家可能也注意到，轮状病毒肠炎所表现出来的发热、呕吐、腹泻症状并没有什么特异性，其他的肠炎也可能有这些症状，根据发病的过程和季节，医生可能会有个大概的判断，但如果没有做相关的病原检测，他们也没办法确定是不是，更别说家长自己了，所幸，所有的腹泻应对的原则大同小异。

对于轮状病毒肠炎，因为没有有效的抗病毒药物，所以治疗的目标不是去治愈它，而是帮助孩子扛过生病的过程，等他自己恢复。就像风暴已经来了，你阻止不了，所能做的是守住自己的房子不要被风暴吹垮。因为轮状病毒肠炎会造成短时间内大量丢失水分和电解质，所以保证孩子不脱水是首要目标，同时要维持孩子的水、电解质和营养平衡。

孩子每千克体重对水和电解质的需求量比成人要大，所以孩子更容易出现脱水。轻中度脱水的时候孩子可能出现疲乏或者烦躁不安、口渴、口唇干、眼窝轻度凹陷、皮肤弹性差、四肢凉、尿少。重度脱水时孩子可能出现淡漠、昏迷、不喝水、眼窝深陷，这时就很危险了。

脱水体征的判断有一定的主观性，经验不足的医生判断也会不准，家长的优势是陪伴孩子的时间比较多，观察时间更多、更持久，比医生更了解孩子平时的状况，生病的时候更好对比。但要靠家长自己准确判断脱水程度还是很难，而且脱水进展可能会很快，如果发现孩子精神状态不佳和尿少或出现其他心里没底的情况，一定要及时去医院，以免耽误治疗。

轻中度脱水可以通过口服来补液，用口服补液盐兑水给孩子喝，不仅可以补充水分，还可以补充电解质。第三代补液盐，也就是低渗补液盐是目前WHO所推荐的，很便宜，也很安全。不推荐自己在家给孩子调盐水喝。重度脱水的情况应该尽量预防，一旦出现应该尽早去医院。

　　一般不频繁呕吐，能口服补液的孩子，也就可以正常进食，长时间的腹泻可能会影响肠绒毛，但肠子仍然有吸收功能，一旦补液纠正得差不多了，就可以继续母乳或配方奶喂养，不需要进行稀释，平时能吃的米饭、面包、瘦肉、酸奶、水果、蔬菜一般也可以继续喂，但要避免进食高脂肪、高糖的食物，以免加重腹泻。对于乳糖不耐受的孩子，可以考虑用酸奶来代替牛奶。

　　国内腹泻的孩子一般都会吃蒙脱石散，这种药物主要在欧洲、亚洲和非洲使用，也有研究认为它能减少大便数量、缩短腹泻过程，但WHO认为它没有作用，美国儿科学会也建议不要自行使用"止泻"药物。

　　腹泻时常吃的另外一种药就是益生菌，目前有些研究认为益生菌，包括乳酸杆菌、双歧杆菌、布拉酵母菌等，可以帮助恢复肠道微生态，提高免疫保护作用，但当前的证据还不那么充分。《尼尔森儿科学》里认为它们还不能常规推荐用于治疗儿童腹泻。

　　蒙脱石散和益生菌对腹泻的作用证据不那么充分，使用上还有些争议，但却广泛使用。相反有些药物有效证据很充分，比如锌补充剂，目前的研究表明它可以显著降低发展中国家的孩子腹泻程度、缩短腹泻时间、减少严重病例比例，还可能降低腹泻复发的机会，也被WHO和联合国儿童基金会推荐，但在国内却很少应用。所以如果孩子腹泻时或腹泻过后，可以给孩子吃10～14天的锌，6个月以下的孩子10mg/d，6个月以上的孩子20mg/d，硫酸锌、醋酸锌和葡萄糖酸锌都可以。

　　当然腹泻的孩子不全是轮状病毒感染引起的，即便是轮状病毒感染也有些孩子很危重，甚至出现神经系统症状，即便在美国也有孩子因为轮状病毒感染而死亡，所以不是所有的孩子都适合在家里观察治疗。

　　除了要观察前面说过的脱水状况外，也要注意观察其他状况，比如持续频繁呕吐，尤其是吐出黄色、绿色的东西时应该警惕肠梗阻；大便带血的时候要警惕肠套叠、细菌性肠炎等情况；腹泻时反复发热，要警惕细菌性肠炎，是否使用抗生素应该听从医生的建议。

　　腹泻因为肠蠕动异常，常常伴有腹痛，但大多不严重，如果持续腹痛，尤其是有固定的压痛区域，要警惕腹腔内其他感染，比如阑尾炎等。因为婴幼儿的阑尾炎表现可能很不典型，有时候甚至就表现为腹泻，这些都需要到医院让医生进行鉴别。科普只是传递知识，永远替代不了医生当面的诊疗，家长碰到自己心里没底的事，还是应该早点上医院。

轮状病毒一度被称为"民主病毒"，因为无论出生在穷国还是富国，无论出生在温带还是热带，孩子出生后几年都基本会感染轮状病毒，它对每个孩子都是民主而公平的。但自从有了轮状病毒疫苗，穷国的孩子和富国的孩子结局就很不一样了，因为重症病例基本都是初次感染，接种了疫苗不等于不会感染，但相当于已经完成了初次感染，会产生保护性抗体，再感染的症状就很轻微甚至没有症状。

轮状病毒是经粪-口途径传播的，因为它的传染性很强，通过注意卫生条件等措施也很难完全预防感染，但卫生条件相对更差的发展中国家的孩子，感染年龄还是要早于发达国家的孩子。

此外，大多数孩子的腹泻和饮食、卫生条件有关，这也是为什么因腹泻而死亡的孩子大多在饮食、卫生条件较差的地方。除了接种轮状病毒疫苗、推行母乳喂养、维持孩子营养平衡、保证饮食卫生，让孩子勤洗手也是预防腹泻的主要方法。家长们与其等孩子腹泻时心痛不已，不如平时为孩子做好预防。

洗手——省钱又省心的育儿法宝

洗手可以清洗手上病菌的，减少病菌的传播，大部分肠道感染性疾病和部分呼吸道疾病，诸如甲肝、感染性腹泻、普通感冒、流感等都可以通过洗手来减少传播。养成洗手的好习惯，既可以减少孩子自己生病的机会，也可以保护其他小朋友。

什么时候洗

接触了脏东西后和接触要保持清洁的部位、物品之前，前者比如刚从外面玩回来，上完厕所，摸了垃圾、动物等，用手捂着口鼻打喷嚏或咳嗽之后等，后者比如准备食物，吃东西前，这些时候均要洗手。

怎么洗

用流动的水 + 普通肥皂或皂液是最好的洗手方式，比单用水洗效果要好很多。先用水打湿双手，涂抹上肥皂，再揉搓双手，注意手心、手背、指缝、指甲下这些部位都要洗到，揉搓至少 20 秒，也就是唱两遍生日快乐歌的时间，搓完后用流动水冲洗干净，再用毛巾或纸巾擦干或用干手机吹干，全过程需要 40 ～ 60 秒。

不建议用那些宣称有抗菌功能的肥皂或洗手液，这些产品清洗效果并不会更好，还可能导致细菌的耐药性。在没水的地方，比如在车上，如果手明显脏了，可以用酒精含量在 60% 以上的手消毒液擦手，或者用湿纸巾擦拭。

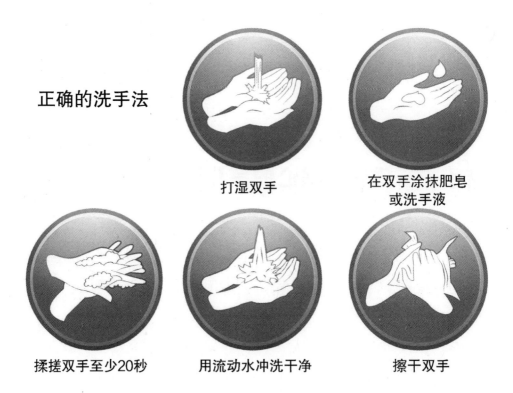

正确的洗手法

打湿双手

在双手涂抹肥皂
或洗手液

揉搓双手至少20秒

用流动水冲洗干净

擦干双手

孩子打鼾，父母怎么办

一直关注我的读者可能知道，我女儿做过扁桃体腺样体切除手术，原因就是腺样体肥大严重影响她的睡眠，这曾经是一个让我非常揪心和困扰的问题。

在手术之前，每次感冒她就因为憋气彻夜难眠，常常是困得不行了，好不容易要睡着了又被憋醒，然后爬起来坐在床上哭，哭困了又倒头睡下，睡下又憋醒，就这样反反复复折腾到天亮。平时不感冒的时候，等她睡了我和妻子常常蹲在她的床前，听她一声声的呼吸声，呼声大时担心她吸不够气，呼声小时担心她是不是呼吸暂停，那心塞的感觉至今仍是记忆犹新。

手术做了几个月之后，我还是经常观察她的睡眠，再也看不到她张着嘴呼吸，取而代之的是闭唇均匀的呼吸，有时我夜起还是会习惯性地站在她房间听听她的声息，再也听不到沉重的鼾声和无力的哭声，取而代之的是一片宁静，寂静无声的夜晚想起以前心塞的感觉，愈发感觉这份安静的美好。

　　有时候我想，如果不是生在医学发达的今天，我女儿睡眠剥夺的状况还不知道要持续到哪一天，我们一家人除了揪心地陪着她彻夜折腾，就只能眼睁睁地看着她面颌慢慢变形，牙齿慢慢不齐，身体发育落后和精神认知异常，庆幸的是我们是生活在科学昌明的今天。

　　阻塞性睡眠呼吸暂停综合征（OSAS）这个问题之所以让很多父母纠结，原因就是很多孩子的症状时好时坏，让家长左右为难，坏的时候恨不得立刻去做手术，好的时候又抱着侥幸心理想着也许没事了。现在回想最遗憾的是没有更早给她做手术，让她少受一些苦。

　　我后来将女儿整个诊治过程和心路历程写了下来并和大家分享，令人欣慰的是陆陆续续有不下十个人告诉我因为看了我那些文字，下定决心给自己孩子做了手术摆脱了困扰。

　　但偶尔还是在网上看到一些人利用父母们的恐惧心理，鼓吹家长接受其他治疗方式而不要给孩子做手术。

　　为了避免更多家长被误导，更多孩子被耽误治疗，还是在这里转述一下美国儿科学会对于 OSAS 的主要观点：

　　1．所有的儿童／青少年应该检查一下是否打鼾。

　　2．儿童／青少年打鼾或者有 OSAS 症状都应该进行多导睡眠呼吸监测，如果没有条件，可以考虑其他替代性诊断检查或转诊给专科医生进行进一步评估。

　　3．推荐把扁桃体腺样体切除术作为扁桃体腺样体肥大的一线治疗方案。

　　4．高危患者术后应该住院监测。

　　5．术后患者需要重新评估是否需要进行进一步治疗。

　　6．没做手术或者术后仍有 OSAS 的推荐进行持续正压通气治疗。

　　7．超重或肥胖的孩子治疗的同时应该减肥。

　　8．轻度 OSAS（睡眠呼吸暂停低通气指数＜ 5 次／小时）但有手术禁忌证或者术后仍有轻度 OSAS 的孩子可以选用鼻内激素。

　　所以，如果自己的孩子有打鼾，就应该去找耳鼻咽喉科医生检查一下，有条件的最好做一下睡眠呼吸监测，明确一下是否有 OSAS 及严重程度，再让医生分析一下 OSAS 的原因，如果确认是扁桃体腺样体肥大引起的，美国儿科学会认为治疗主要靠手术，从 2002 年到 2012 年的指南一直是这个意见。

据我的切身体会，国内耳鼻咽喉科医生对于儿童 OSAS 的手术指征掌握比较严格，如果医生建议手术，则要听从医生的安排，不要对药物治疗抱有过大的期望。

对于糠酸莫米松这样的鼻内激素药物，美国儿科学会的意见是可能可以改善轻度的 OSAS，但效果比较弱，长期使用会不会有什么副作用也不清楚，不能作为中重度患者的主要治疗方法。至于中药，效果和安全性从未经过严格验证，更不要去尝试。

儿童腺样体都比较发达，不是腺样体大的孩子都会打鼾，也不是打鼾的孩子都有睡眠呼吸障碍，更不是所有睡眠呼吸障碍的孩子都需要立刻手术，但如果你的孩子打鼾，就应该重视并及时就医，让专科医生进行评估再决定治疗方案。

即便真的要手术，也要正确认识任何手术的收益和风险，扁桃体腺样体切除手术是一个很成熟、操作也不复杂的手术，虽然可能会有些风险，但未必会比长期缺氧和睡眠剥夺给孩子带来的风险更大。孩子生病了难以两全其美，只能两害相权取其轻。早诊断、早接受正规治疗，是预防缺氧和睡眠剥夺对孩子健康影响的最好方法。

从梅克尔憩室看医学的局限性

常听到患者讲，"来医院做了这么多检查，花了那么多钱，怎么还没查出啥病？"这样能当着医生的面讲出来的话，其实只是一部分，很多人心里可能也在想，是不是医生故意多做检查赚钱？

这种怀疑也不是没一点道理，确实有不少医院将医生的收入和医生开的检查挂钩，但纯粹为了检查而检查的医生还是比较少的。大部分时候，医生和患者的目标是一致的，都希望早点找到病因，治好病。但结果往往没有期望那么美好，我们小儿外科有个病特别能说明问题。

梅克尔憩室是一种先天畸形，在胎儿早期中肠和卵囊之间会有一个交通管，大部分人会自行闭锁吸收掉，但有 2%～4% 的人没有闭锁而残留了这个管子，结果就是小肠上多了一截组织，也可以是纤维索带，也可以是连在肚脐上的囊肿，更多的则是梅克尔憩室。

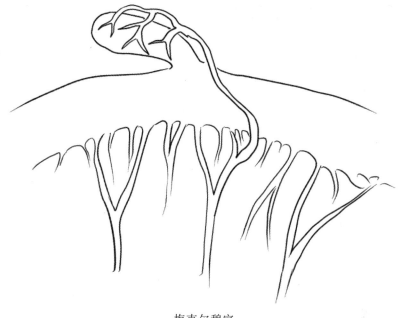

梅克尔憩室

梅克尔憩室可以终身没有任何症状，有些人一直到死后做尸检查的时候才发现有这个问题。我们做其他腹部手术的时候，有时候也发现孩子还有个梅克尔憩室，只好又多做一个手术。

但是，有些孩子就出现了症状。因为憩室里有异位的胃黏膜或胰腺组织，分泌的胃酸和胰液就可能导致憩室出血或者炎症甚至穿孔，孩子表现为便血，大量的出血甚至可以导致休克，也可以表现为腹膜炎。有时候甚至因为索带缠绕或压迫肠管，导致肠梗阻。还有的时候憩室诱发了肠套叠，症状可谓千奇百怪，手术前确诊梅克尔憩室，对医生来说一直是一项很大的挑战。

记得有次来了一个怀疑肠梗阻的孩子，但 X 线片显示梗阻并不那么明显，超声也只看到一些稍扩张的肠子，腹膜炎也不那么明显，但凭着外科医生的直觉总觉得有问题，却又没有充足的客观证据，左右为难。后来给孩子用药镇定，再摸肚子感觉还是有腹膜炎，最后决定开进去，结果发现是一个大憩室。

也许有人会问，为什么这么大的东西超声看不到？如果这么大的一个实性的包块，我估计是个超声医生都可以看出来，但憩室里面都是肠液，恰好它又引起了一些梗阻，导致其他肠子也扩张，可能就不好区分了。当然有时候超声医生也能看出来，碰上经验更丰富一些的医生看出来的机会会更大，但几率再大，也不能达到百分之百。

大的憩室出现症状的机会大，有时拍个片子就可以看到明显的肠梗阻，被医生诊断出来然后做了治疗的机会也就大，那些小一点的憩室，症状比较轻微的憩室，被诊断出来的难度就大很多。比如孩子只是偶尔大便有点血，便血的原因有很多，也有很多检查可以去做，包括针对梅克尔憩室有特异性比较高的核素显影。但便血的孩子对我们儿科医生来说太常见了，不可能来个便血的孩子就把所有的检查都做一遍，而且即便做了，还是可能找不到原因，因为大部分检查还存在假阴性，也就是有憩室也发现不了，也还有假阳性，没憩室也显示核素聚集。

所以归根结底，还是靠临床医生结合孩子的症状、体征、检查结果来做综合分析，判断孩子有没有问题，但这种判断肯定不是完全准确的。医生的经验不一样，判断的正确率肯定会有差别，对很多成人医生来说行医一辈子也很难见到几个梅克尔憩室，能想到这个病的机会自然小。就算有经验的小儿外科医生，碰上一个真有憩室的孩子，可如果憩室很小，碰上不含异位胃黏膜的，核素也不显影，那术前诊断也就基本靠"蒙"了。

憩室小，拍片、超声、CT 都做一遍都很可能也一无所获，医生的判断很可能是没憩室，保守一点的会说有憩室的可能性很小，但如果患者不理解，就成了检查做了一堆，啥也没搞清楚了。

这种患者最后做了手术，很多靠的是最原始的检查方法——查体。医生根据触诊孩子的腹部，询问孩子哪里疼痛，用手感知孩子腹肌的松紧，来判断孩子有没有腹膜炎。

医学发展到今天，还是经常要靠医生的感觉来决定是否手术，医学的局限性，不是每个患者都能理解的。

一次离奇的肠镜

那天清晨，还在上班的路上，我突然接到住院医生的电话，问我到医院没有。我说"还在路上，马上就到。"他说"你尽快过来吧，有个患者有点问题。"

我心里一紧，赶紧问怎么了？他说昨天做肠镜摘息肉的孩子，早上解大便的时候息肉卡在肛门口出不来，孩子痛得直哭。我一听第一反应是不可能，这个息肉距离肛门口约 25cm，昨天肠镜下看得很确切的切下来了，看见息肉掉入了肠腔，还跟着镜子滚动了一段，只是因为距离肛门口比较远，不好取出来就没取，本来打算让它自己排出来，息肉又不是特别大，切下来了怎么还可能卡住？但住院医生坚持说真的卡住了，还和住院总医生一起看过了，息肉还和肠子连着，叫我赶快去看看。

我急匆匆赶到医院，工作服也没来得及穿，赶到换药室一看，住院医生和住院总医生正守着孩子，孩子挺着身子躺在床上，痛苦的哭喊着，肛门口一团黑色的肉，渗着淤血，边界和形状也看不太清。我摸了摸，确实是一个圆形的突起包块，而且真的和肠壁连着，包块中央似乎还有个发白的创面，但蒂似乎很宽大，想更仔细摸一下，孩子痛苦的扭转身体抗拒着，无奈只能作罢。孩子妈妈在一旁抹着眼泪，一边打电话给孩子爸爸，说孩子出问题了，赶快过来。

我有点愣住了，昨天明明看着息肉切下来了啊。回想这孩子住院前曾有过息肉脱出的病史，我们切的那个息肉距离肛门口大约 25cm，难道直肠内还有另外一个息肉没看到？不至于啊，自己向来小心，没看确切是不会随便结束操作的，肠镜前后还做过肛诊，没看到也应该摸到啊。难道更高的位置还有一个，那么高还能脱出来？

虽然自己想不通，可事实是确实有个和肠壁连着的肿物卡在肛门口。本想着再仔细检查一下，确认是卡住的息肉就在换药室结扎一下切了算了，省得再上一次麻醉做一次肠镜，家长可能也容易接受一点。但孩子剧烈地反抗着，孩子妈妈也紧张而怀疑地盯着，我只好放弃这种想法，把包块塞回了肛门，先解除卡压对孩子的痛苦。

孩子爸爸赶过来了，这种情况下和家长解释病情是很痛苦的。孩子昨天刚做的息肉摘除手术，给家长看图文报告的时候确确切切地告诉人家切掉了一个息肉，没有发现其他的问题，今天又有一个息肉被卡在肛门口，怎么去解释？

问题无法逃避，我自己猜想最大的可能性就是还有一个息肉没发现，回想第一个息肉被切下来后随着我退出的镜子滚动了一段，也许是我退镜时滑过一个肠皱褶看到的是另外一个息肉，却把它当成了我切下后滚下来的那个。

不管怎么说，如果自己遗漏了病灶肯定是失误。我如实向家长告知我的想法，并告诉他们还必须再做一次肠镜去确认，如果真的还有一个息肉就还得切一次。可能也是看我态度很诚恳，家长虽有些不满，倒也通情达理地说没关系，只要把息肉取掉，孩子没事就好。

于是安排肠道准备，禁食，在忐忑不安和焦虑中度过了几个小时，再次开始肠镜检查。顺利进镜，入内 25cm，看到了肠壁上昨天切除的息肉残端，创面发白，周围充血，水肿增厚，证实了昨天的息肉是完整切除的，但没有看到其他的息肉啊。继续进镜到 70cm，到回盲部，缓慢退镜，仔细检查升结肠、横结肠、降结肠、乙状结肠、直肠，肠壁光滑，没有息肉！我手心冒汗了，卡住过的息肉哪里去了？因为肠道准备有些匆忙，肠腔内有少量大便，我怕影响视野，就在手术室给孩子洗起了肠，洗完后再进镜，一直到回盲部，再退镜，睁大眼睛，屏住呼吸地又看了一遍，除了那个切除后的创面，什么也没有看到。

没有息肉，脱出的包块也不像直肠脱垂那样是一圈肠管，那卡在肛门口的是什么呢？突然想起原来那个包块中央还有个发白的创面，不是和现在肠镜下看到的息肉创面一样嘛！孩子很消瘦，乙状结肠可能很松弛游离，在术前就曾经有过息肉脱出卡住的病史，说明这个高度是可以脱出的，术后因为息肉切除后的创面周围炎症反应，仍然水肿肥厚，息肉基底这一小块水肿肥厚的肠壁再次脱出卡住了，这种中六合彩般的机会让我碰到了。

我不知道是该高兴还是难过。高兴的是孩子的痛苦不是自己造成的，难过的是术前和家长说还有息肉，现在却又没有，又该如何去解释？但没有还是比有强，毕竟肠子里有肿物脱出卡压，在不明确什么原因的情况下做肠镜看清楚肯定是更安全的选择。

我出门把检查的结果和自己的分析和家长讲了一下，家长倒也高兴，毕竟不用再切息肉了，但他仍然有些担忧那个卡住的是不是息肉，我说您要还不放心就跟着一起再看一遍肠镜一起核实吧，家长说好，我们又一起看了一遍，核实无误后结束了检查。第二天孩子顺利出院了，之后也没有任何异常。

回头想这种情况为什么会判断错误呢，首先这个孩子刚刚做了息肉切除手术，而这卡住的包块外观确实也很像息肉，根据概率大小来推断首先肯定应该考虑息肉，孩子之前还有过息肉脱出病史，而我们切掉的息肉位置又那么高，做肠镜遗漏息肉，虽然我以前没碰到过，但这种可能性还是存在的。虽然有疑虑，但我们 3 个医生都第一反应把它当成了息肉。水肿的肠壁脱出卡在肛门口这种情况从来没见过，别说根本就想不到，就算想到了，这种少见的情况也肯定不会作为第一考虑。

不论是哪一种情况，再做一次肠镜明确原因再决定怎么处理肯定是更合理的，所以事后还是很庆幸，虽然承受了家长的一些压力，但还是做了这个正确的选择，而没有为了照顾家长的情绪而直接在病房去结扎切除那个卡住的"息肉"，不然就是切除一块肠壁，后果就是肠穿孔。虽然切之前也可能会再检查确认，但在孩子不配合、自己又焦虑紧张的状态下，谁能保证不头脑发热再犯错呢？

任何一个病情，会有很多可能性，医生根据收集的证据，综合自己的知识和经验推算各种可能性，概率大的排在前面，概率小的排在后面，没碰到过的根本就想不到。小概率事件发生了，医生出现判断错误的机会就会增大，还可能会碰到一些极少见的病情，碰到了就是一个冰窟窿。

医生在采取处理措施的时候必须兼顾各种可能性，否则就可能万劫不复。行医的风险之一是你永远不知道冰窟窿在哪里，只有时刻如履薄冰。

检查，做还是不做

　　家长在带孩子看病或自己看病时，很多人都有着一种复杂而矛盾的心态：一方面，希望医生能给自己多做些检查，也好弄清楚自己的病情；另一方面，也在担心医生乱开检查，让自己做了本不该做的检查。有的时候，在这个医院做了检查，到另一家医院就诊时，却被要求重新做一遍。住院的时候，有的检查隔几天就要做一遍……

　　不可否认的是，现在医生的工作越来越离不开各种各样的检查，但医生的判断也并不是完全依赖检查的结果。而且，有的时候，检查结果的"假象"还会对医生的决策产生干扰，甚至误导。

　　在我还在当住院总医师的时候，有天晚上来了个右下腹痛的孩子，门诊超声提示右下腹有个针状异物，声像描述里说看到异物从肠腔内穿出肠壁，周围有炎性包裹。问家长最近有没有看到孩子吃过什么特别的东西，家长回忆了一下说这两天用过牙签插水果给孩子吃，但不确定孩子有没有吃到牙签。

我们平时还是蛮信任自己医院的超声报告，绝大部分都很准确，再看报告是两个医生签发的，其中一个还是资深的医生。这种双签制度也是为了提高准确率，当一个医生看不准、有疑问的时候，会请另外一个医生一起看，确认后再发报告。孩子有可疑的异物吞食病史，腹膜炎很明显，再看到这样的报告，我们没有迟疑就去做手术了，因为腹膜炎已经是明确的手术指征了。

进腹后看到右下腹部肠子之间有粘连，肠子上也有很多脓，顺着肠子摸了半天，却没有摸到任何异物，更别说牙签。找到回盲部后，发现阑尾化脓很明显，肿胀弯曲，都接近穿孔了，阑尾炎是很确定的。把阑尾切了之后，我们又在有脓液的那一片腹腔找了几遍，也没发现异物。我觉得基本可以确定就是单纯的化脓性阑尾炎了。

但因为回盲部是异物一个比较难通过的部位，又担心牙签或别的尖东西刚好是从阑尾穿出引起感染，同时回盲部又有些炎症水肿，肠壁里面也摸得不那么踏实，就请超声科医生到手术台上来会诊。他们用无菌保护套包着探头贴着肠壁看了半天，又在腹腔内从上到下，左右来回地看，也没发现什么异物，只好作罢。

事后我问他们，门诊的时候你们看到的那异物到底是什么？他们说真的像异物，但也不排除是伪影。好在是后来孩子恢复得很好，没有异物残留的任何迹象。但因为那个超声"制造"出来的异物，我们多做了很多工作，家长还有些不满。如果没有这个超声报告，这么典型的右下腹痛，学过医的人都会第一时间考虑阑尾炎，而不需要这样费尽周折。

虽然大部分检查都是准确的，但也会有假阴性或假阳性的时候，碰上了不但不能帮助诊断，反而给医生造成误导。但是不是不做或者少做检查，就是对的呢？

正如我前面讲过的，大部分时候超声都是很准确的，给了我们临床医生很大的帮助。上面是一个比较极端的例子，更多的时候是我们视触叩听一番找不到问题，做个超声就找到了病因。

有一天门诊看一阴囊包块，第一眼觉得是鞘膜积液，一摸又有疑虑，感觉偏大，睾丸也触摸不清，于是用手电照了照，透光也是阳性，又觉得是鞘膜积液，但感觉还有点不对劲，于是就狠狠心开了超声检查单。超声报告一回来：睾丸囊实性占位病变。一个睾丸的畸胎瘤，里面大部分是水，而且张力很高，只有一小部分是实性的成分，摸起来和鞘膜积液没有任何区别，如果没有做这个超声检查，就漏诊了一个睾丸肿瘤，后头想想也是惊出一身冷汗。所以，检查化验并不是视触叩听和经验所能完全代替的。

一项检查技术能得到应用和推广，前提是其准确度比较高，假阴性或假阳性率能控制在比较小的范围内。检查技术的发展，极大地推动了医学的进步，像 X 线、超声、磁共振的发明，让很多以前无法发现、明确的疾病得到了诊断，也能帮助医生确定病灶的大小、位置、性质，为治疗提供了很多帮助。很多时候，大家去看病会觉得现在的医生越来越依靠检查，这其实是技术进步的必然，因为经验总是有很大的主观性，而循证医学要的是客观证据，绝大多数时候，客观的证据比主观的经验更有说服力。

但每一项检查都有自身的局限性，既受技术本身的影响，也受实施检查人员经验的影响，医生拿到报告后还要综合病史和查体再去得出结论。如果不考虑费用的问题，单纯站在医生的角度去看，合理使用检查，对疾病诊治的帮助还是远大于误导，但医生也不可能不考虑费用的问题。同时，儿科医生也要在有关检查的必要性与安全性之间作出选择与判断。最佳的选择就是用尽可能必要的、无创的、安全的检查，发现和解决相关的问题。

有的时候，作为医生觉得没有必要做某一项检查，但却容易被患者误解为水平不够，甚至是不负责任；有的时候，为了尽量降低误诊误治发生的可能性，有的医生也倾向于开出更多的检查。在目前医患不信任的大背景下，确实有检查越做越多的趋势，医疗费用上升也是不可避免的。

当医生遇到自己孩子手术

（上）

大约从 3 岁多起，女儿睡觉时呼吸越来越重，渐渐地可以听见鼾声了，再后来，鼾声越来越响，睡觉也越来越不安稳，非要人陪着睡，常常是睡着睡着突然坐起来，然后把头斜靠在大人身上半卧着才能继续睡着。

因为自己是儿科医生，大概知道这是腺样体肥大的症状，但耳鼻咽喉这样的专科疾病我并不太懂，只知道腺样体肥大是儿童很常见的问题，在儿童医院里也是五官科医生做得最多的手术。我也大概知道，腺样体肥大除了手术没什么好办法，耳鼻咽喉科同事的意见是先观察。

观察了 2 个月左右，女儿的症状似乎在逐渐加重，没感冒时还过得去，除了晚上会醒几次，基本还能睡着。但每次感冒，鼾声就越来越大，把头靠在大人身上也无法入睡，有时候看她困得不行了，睡意越来越浓，鼾声跟着越来越重，张着嘴呼吸也越来越困难，眼看就要睡着了，突然气就吸不进去憋醒了，爬起来坐在床上哭，哭着哭着困了又躺下，躺下没多久又憋醒，反反复复，一个晚上都睡不了多久。

严重的时候连续几个晚上都是这样度过的，看着她被折磨的疲惫不堪的样子，我和妻子都是心痛不已，恨不得生病的是自己，哪怕自己睡不了也想换她好好睡一觉。

当我感觉不能再等了，准备带她去耳鼻咽喉科检查一下的时候，女儿的感冒又好了，除了还是会打鼾，睡眠却好了很多。我又忍住了没带她去医院，陆陆续续又过了一个多月，又是一次感冒，女儿又开始整夜整夜的不能睡……终于我再也忍不住把她带到了医院。

去医院的时候我已经做好了医生建议我做手术的准备，然而到了医院，耳鼻咽喉科医生经过询问病情，并检查了女儿的鼻子后，仅说鼻子有点发炎，建议先用点药。

我很想详细地描述一下她睡眠时呼吸的惨状，但耳鼻咽喉科医生似乎对此习以为常，我才说两句，他就笑着说："哎，没事，很多孩子都这样，先用点激素和抗过敏的药物看看吧，没效果再说。"

我那时也在想，是不是因为自己是医生太敏感了，把自己孩子的一点小问题看得很大？孩子出生后发现她大腿皮纹不对称，我自己给她检查完髋关节还是不放心，还带到医院做超声，结果没事。孩子有一次连续高热几天，我发现她颈部淋巴结有点大，又担心是不是川崎病，又把她带到医院做超声，结果也是没事。这些问题别的家长也可能都面临过，可能根本就没把它当回事，但作为医生，面对自己孩子的问题就会想到各种最坏的可能，也许此刻我在耳鼻咽喉科同事的眼里可能就是平时那些在自己眼里有点神经质的家长吧。想到这里觉得有点对不起孩子，差点又把她瞎折腾了。

从医院回来后，遵照医嘱给她用了一阵子药，症状确实好了一些，睡眠也好了，我也对她这个问题不那么担心了，但看到她睡觉的时候总是张着嘴，心里还是有些不安，很怕她面部变形，以后变得丑丑的，但相对于之前彻夜无法睡觉还是让人轻松了很多。

然而好景不长，2 个月后她又一次感冒了，睡眠又完全被剥夺，连续几天，不光是孩子没法睡，大人也没法睡。这次我确认症状是确确切切的，也不再怀疑自己是小题大做了。

即便我是医生，在发现女儿有这个问题之前，我对腺样体的问题也知之甚少。在信息时代，医生和普通家长一样，遇到不懂的问题都会想到查资料，详细了解后知道腺样体是一圈位于鼻咽部的淋巴组织，有一定的免疫功能，在儿童期会增大肥厚，长大了会慢慢萎缩，肥大得太厉害了会影响呼吸道的通畅，甚至导致面部变形，出现腺样体面容。

但不是从事这个专业的医生，对这些问题的理解都比较抽象。怎样判断肥大程度、大到什么程度、要做什么检查、有什么症状才需要手术、手术的风险有哪些、风险有多大、切除后对孩子有什么影响、影响究竟有多大……这些细节只有专科医生才清楚，这也是为什么科普永远不能替代医生诊疗的原因。

我自己觉得女儿的睡眠已经属于严重受影响的那种，即便是不感冒的时候，我都要经常竖起耳朵听她鼾声的大小，时刻担心她会不会吸不进气。也不知道是不是心理作用，我甚至觉得她的门牙也在开始外凸，很担心她真的会出现腺样体面容。所以这次我不再犹豫了，再次带她找到了耳鼻咽喉科医生，让他给女儿做个纤维支气管镜看看，至少了解一下肥厚的程度和堵塞的情况。耳鼻咽喉科医生这次没有再劝阻我，笑眯眯地说："看来你是铁了心要做了。"

女儿在家很疯，在外却像个小猫咪，到了医院她特别乖巧，喷麻药，做检查异常配合。检查的结果果然不乐观，鼻咽部两大团腺体堵塞着，留下气体出入的口径不到 20%。耳鼻咽喉科医生说"从面容来看一直觉得她还好，应该没这么严重，但检查的结果比估计的严重，等这次感冒好了，可以考虑手术了。"

虽然早就有做手术的心理准备，虽然自己给很多很多孩子做过手术，但这次真的把自己女儿的手术提到日程上，却是万分纠结和难受。我知道切除腺样体是一个很小的手术，很少有并发症，而且现在有等离子技术，出血的风险也降低了很多，对耳鼻咽喉科医生来说这个手术简单得像我做疝气手术一样。但我也听闻过一些发生重大并发症的病例，也许是几千分之一，但碰上了怎么办？面对疾病，医生和普通人一样脆弱。

当我劝患者做手术的时候，我会告诉他手术的收益和风险，告诉他因为收益远大于风险，我们才会建议做手术，做手术是更理性的选择。但反过来处在了患者的位置，面对一个自己不是很了解的手术，总是难免担心，即便是风险很小，并发症发生概率很低，但一旦碰上了该如何面对？

是的，天天给患者做手术的人自己面对手术一样会害怕，但害怕也没有选择，不手术就要面对孩子长期的睡眠剥夺，看她面部一天天变形，甚至影响身体和精神的发育，同样是自己不想面对的。健康出了问题常常让你很难选择，无论向左还是向右，都没有一条好走的路，但你又不得不选择，即便犹豫、纠结，最后还是要作出更理性的选择，所以我下定决心等她感冒好了再做个睡眠呼吸监测确认一下就去做手术。

等到感冒好了，又接近年底了，心想那就过完年再说吧。过年期间女儿在外婆家得了一次化脓性扁桃体炎。奇怪的是，那次生病之后，她腺样体肥大的症状明显缓解了，不但睡得安稳了，鼾声也越来越轻，开始我还以为是短期的缓解，但此后连续观察了几个月，连鼾声都没有了，很少再出现睡不好觉的状况，也不再出现张嘴呼吸的情况，于是我又打消了去手术的念头。

按正常来说，那时她才 4 岁多，还没有到腺样体肥大的高峰年龄，也远没有到消退的年龄，但接下来的大半年，她竟没再出现过睡眠呼吸暂停的状况。人体就是这么让人捉摸不定，有时候你不知道它什么时候出状况，也不知道它什么时候自己变好了，我也算不到它会不会哪天又变坏。

（下）

因为知道女儿有腺样体肥大的问题，我和妻子一直很担心她感冒，结果2014 年这一年她几乎没感冒，睡眠也算不错，但偶尔还能听见打呼声，也经常半夜说梦话，所以还是有些担心。年底的时候，我准备给她做个睡眠呼吸监测再评估一下，检查单也开好了，费用也交了，准备去做检查时被告知设备的血氧探头坏了，要至少 1 周才能修好。

怕什么来什么，就在等待的这 1 周里，她终究还是感冒了，晚上睡觉又开始鼾声阵阵，频频被憋醒，又是折腾到很晚还是睡不着，困得不行然后开始睡，睡沉一点，鼾声就大了，吸气也愈发困难。憋醒，困了睡，睡了憋醒，周而复始地彻夜折腾着。

妻子和我轮流守着她睡觉，在黑夜里，我守在她的床头，时不时帮她调整一下身体，有时借着手机的光看着她张着嘴，被憋醒了就会爬起来坐一会儿，然后又一头倒下。看她被如此折磨真是心如刀割，为了早点结束这种梦魇，这次我不再犹豫也不再纠结，下定决心女儿这次病好了一定要把手术做了。

感冒持续了 1 周后好了，女儿晚上睡觉也稍微好了一些，但还是很难睡安稳，而且鼻涕比较多，扁桃体也肿大得厉害。因为担心呼吸道感染影响麻醉，所以又多等了 1 周才带她去医院。因为她现在睡眠障碍已经非常明显了，睡眠呼吸监测我也不想再做了，本想再做个鼻咽镜确认一下腺样体肥大的程度，但偏偏去的那天是周五，到医院的时候有点晚，设备已经送去消毒了，接着又是周末不做这个检查，医生说拍片也可以看，就拍了个片子。

拍出来的结果是典型的腺样体肥大，整个鼻咽部都被腺体堵塞，仅仅残留一条细细的气道。睡眠障碍这么明显，再加上腺样体肥大这么确切，用耳鼻咽喉科医生的话是手术指征很明确了。我也一刻不想等了，恨不得当天就给她把手术做了，让她早点睡个安稳觉，但周末医院不做这种平诊手术，而且再着急也得做好手术前准备，我也得把自己手头的工作安排好。

和主刀医生商量好周一手术，周末先办了住院手续做术前检查，在医院工作了这么多年，天天给孩子做手术，这次终于要以患者家属的身份来面对这家医院了。平时不记得给多少孩子开过住院单，然后叫他们去办住院，这次自己拿着住院单跑到入院处，才知道办个住院也要排很久的队，然后等医生开好检查后去抽血、做心电图。

在住院之前，我们也曾和女儿说过手术的事情，她有点害怕，一再嚷嚷说我不去手术，但到了最后她也知道没办法躲过去也就乖了，去医院抽血、拍片都极度配合，一声都没有哭，看她这么乖巧懂事，我愈发的心痛。

做好术前检查，签手术同意书，医生把同意书递给我，我俩都很默契，他不讲内容，我也不看内容，我提起笔就签字，签完字才发现自己签在了医生栏，因为自己做外科医生做了这么多年，看到这个同意书几乎是条件反射般地签下去，签完才意识到自己是患者家属，只能又重签了一张。

为了手术后能多点时间陪着女儿，我和同事换了个班，查完房就到耳鼻咽喉科病房去守着女儿。

为了消除她的恐惧，我这个患者家属还是利用了一下医生的特权，更换手术衣后自己抱着她进了手术室，自己把她放在手术台上，然后安抚她，哄她笑，看得出她很紧张，但还是配合着我勉强地笑着。麻醉医生接上麻醉药，随着乳白色的麻醉药缓缓地进入她的血管，正笑着的她突然目光迷离，张嘴打了个哈欠，然后失去知觉，闭上了眼睛。第二支药推进血管的时候，疼痛刺激让她无意识的扭动着身体。同事们为缓解我的紧张，不停地和我说着话，我却鼻子一塞，一下说不出话来，眼泪充满了眼眶，松开怀抱转身走出了手术室。

手术医生一再邀请我一起看看手术，但我不想因为我在场而给他们增添额外的压力，也不想看到她被手术的样子，所以就在手术间外等着，心里又难受又紧张。以前看到一些孩子做疝气这样的小手术父母在外面哭成一团，觉得很不理解，这一刻我却完全能理解他们的心情。

好在这个手术时间很短，二十多分钟后手术就快结束了，谢天谢地，手术很顺利。再进手术室的时候看见女儿喉咙里插着气管，面色苍白，麻醉医生在不停地吸引着她鼻腔的分泌物，她无意识地一动不动地躺着，这个场景对我们外科医生来说太熟悉了，但一意识到躺在这里的孩子就是自己的女儿时，我又忍不住鼻塞。我扶着她的双手，守着她慢慢恢复了自主呼吸，然后麻醉医生拔除了插管，等清醒了，她没有挣扎，睁眼看了我一眼又睡去了，麻醉药的药效还没完全过去。

我和麻醉医生一起把她推进了复苏室，她还是昏昏沉沉地睡着，过了几十分钟后，女儿终于清醒了，说了术后第一句话——"爸爸"。我摸着她的头，问她疼不疼，她摇了摇头，又闭上了眼睛。看她比较平稳了，我和护士一起把她送回了病房，全程她没有哭一声，我倒是好几次要流泪。

可能是因为创面水肿和鼻窦炎的问题，她术后4天还是打呼，直到第5天呼声才消失，手术到现在一年多了，已经听不到她睡觉的鼾声了，我们也不用再竖着耳朵听她的呼吸声了，偶尔看看她睡觉，也不会再看到她张嘴呼吸，取而代之的是闭着嘴唇均匀地呼吸。

感谢现代医学，给孩子和我自己带来的这份安宁。

关于孩子的讲究、传言与谎言

一个做法到底合不合适，恰不恰当，不是靠自己的直觉，关键还是要去权衡利弊，权衡利弊就是一个对比有利和有害证据的过程。如果自己辨别不了证据，也不知道怎么对比，省事的方法是听权威医学机构的意见。

因为一句"频繁竖抱对婴儿脊柱发育不利"，让一些家长困惑，也让很多家长对竖抱产生了心理阴影，所以影响力巨大的育儿专家说话应该更慎重，大家看到这种语焉不详的观点时也应该保留一份自我思考。

小时候没那么多讲究，你为什么还是好好的

"你小时候也没有那么多讲究，还不是活得好好的？"这句话可能很多人都很熟悉。当老人给刚满月的孩子吃米糊的时候，当老人给孩子尝酒的时候，当老人给孩子吃中成药的时候，被你劝阻了，老人一旦放出这句"金句"，你可能就哑口无言了。

事实上，很多人在面对一些科学观念的时候，自己也会有这样的念头，自己在小时候没这么多讲究，现在也不过得好好的吗？于是就放弃了专业意见，而选择了自己的直觉，一次次地尝试下来，好像也没发现什么不好的地方。那是怎么回事呢？

首先，个体是存在差别的，例子代表不了整体。

评价一种东西或者一个做法是否安全，不是靠例子，而是要做整体的对比。比如一百个孩子同时吃某种变质的食物，有的孩子可能好好的，有的孩子可能有轻微肠炎，有的孩子可能发生休克甚至死亡。发生问题的往往是一

小部分人，他们已经没有后悔的机会了，我们不能因为自己孩子吃了好好的，就认为变质的食物和新鲜的食物一样安全。

此外，你觉得好好的未必就是真的好好的。

有的不良后果是立马显现的，比如吃了东西中毒，但有的后果是缓慢而持续的，后果可能在数月、数年甚至数十年后才能显现出来。

比如大人将自己嚼过的东西喂给孩子吃，可能当时并不会产生什么不好的反应，你以为就是好好的。等过了半年一年，孩子发生了龋齿，如果你没有了解相关知识，可能也想不到和你把自己口腔病菌传给了孩子有关。

先后发生的问题不等于有因果关系，两件看似不相干的事件，未必没有关系。效果的评价需要由具有专业知识的人按科学的方法进行对比，仅仅靠直觉是无法作出准确判断的。

再者，即便真是好好的，也不代表这种做法有必要。

比如给孩子用学步车会增加孩子发生意外伤害的风险，但有的人可能会说，谁家的孩子用了学步车，不也没有什么事吗？确实大部分使用学步车的孩子也没出什么事，但使用学步车除了可以让父母们自己偷偷懒，解放一下自己的双手，并不能真的让孩子学会走路，甚者还可能影响孩子的运动发育。

一个做法到底合不合适，恰不恰当，不是靠自己的直觉，关键还是要去权衡利弊，权衡利弊就是一个对比有利和有害证据的过程。如果自己辨别不了证据，也不知道怎么对比，省事的方法是听权威医学机构的意见。

把便（1）：国内外都存在的问题

从开始写育儿科普以来，很多人呼吁我写写把屎把尿，包括媒体也约过稿，大概是因为这个现象在国内太普遍了。

我一直没写不是因为不想写，而是这个问题目前没有很好的相关研究，有哪些好处？有哪些危害？目前没有直接数据，不好得出结论。

在分析把便的危害之前，我们先来明确一下什么是把便。如果我没搞错，把便大概是这个样子：家长两个手分别握着孩子的大腿，然后稍分开，暴露孩子的肛门和生殖器，让孩子半坐于大人的膝上，同时发出"嘘嘘"声或者"嗯嗯"声鼓励孩子排尿或者排便。

把便和目前权威机构主张的如厕训练的区别在于：①开始时间：把便一般是从出生后或者在出生几个月内就开始了，而如厕训练的建议开始时间为不早于 18 个月；②方式：把便时婴儿被动固定于特殊体位，如厕训练时幼儿主动蹲坐于坐便器或者马桶上。

一些儿科问题之所以成为问题，原因之一是孩子不能表达，我们不知道何时用何种措施才能更符合他们的需求，往往要靠大人去猜，猜的结果不一样就容易有争议。

比如退热药，因为主要用于改善孩子的舒适度，但孩子发热到什么时候会很难受，并没有可靠的指标，往往是参考大人的经验。但孩子并不是缩小版的大人，他们的感受可能和我们不一样，大人的体温在38.5℃往往已经很难受，但孩子体温在39℃时还可能有力气玩，国内指南认为体温在38.5℃应该用药，美国则认为39.0℃应该用药，但这些都是专家的意见，并没有依据，哪个更合适其实并不确定。

孩子如厕训练同样存在这个问题，孩子愿意采取哪种方式排便我们并不清楚。所以如厕训练的时机和方法也经常摇摆不定，国内如此，美国也一样。

最早和我们一样，美国的孩子也没有特意地进行如厕训练，是由父母自己看着办。到了20世纪二三十年代，一些行为学家把如厕训练当做一种严格的习惯培养过程，为的是减轻家长的护理负担。1932年美国政府发布的《婴儿护理》，建议在孩子6～8个月时完成如厕训练，甚至建议父母定时给孩子在肛门塞肥皂条，好让孩子能定时排便。

到了20世纪40年代，有人认为这种严格的训练方法并不能让孩子达到大小便自制，甚至还可能引发一些行为问题，然后开始转向了以孩子为导向的训练方法。到了1962年Brazelton的方法出现后，强调"孩子准备好了"的如厕训练方法成为了主流。

同时，一次性纸尿裤的问世，为孩子的便溺护理带来了方便，也成为现在主流如厕训练方法的基础。但纸尿裤的使用也导致了另外一个问题——孩子具备训练的条件，有的家长也不愿开始训练，因为纸尿裤更方便省事。在过去的几十年里，美国孩子开始和完成如厕训练的年龄明显上升了，大小便自制的年龄从20世纪50年代的24个月上升到20世纪90年代的36～39个月。

训练晚有些好处是显而易见的，比如孩子能自主表达、自主行动，这样家长就可以更清楚地了解孩子的意愿而不用靠猜测，不强迫孩子就可以避免孩子心理压力引发的相关行为问题，也有研究发现训练开始时间更晚的孩子完成训练所需的时间也更短。

但训练晚同样存在一些问题，每个孩子平均要用掉几千片纸尿裤，这成为养孩子的一大块支出。用过的纸尿裤填埋处理又会给环境带来压力，仅美国每年需要填埋的纸尿裤就高达 340 万吨。不单是纸尿裤存在问题，尿布也给孩子带来了尿布疹这些相关问题，更换尿布也可能增加腹泻等感染性疾病传播的风险。有些研究发现，训练晚的孩子被诊断尿失禁的比例更高，孩子上幼儿园时还不能自控大小便也给一些家庭带来了压力。

近几年，对主流如厕训练方法质疑又多了起来，一些人重新开始关注"排便交流"这种更传统的方式，也就是从出生开始就关注孩子的身体语言、声音和排便模式，有信号时就帮助孩子对着水池、便盆排便，类似于我国的"把便"，甚至有专门的组织在推动。

把便（2）：到底有多少危害

纸尿裤虽然在我国普及也就二三十年，但显然已成为大部分孩子成长过程中的必需品，与此同时，传统的把便被贴上了"陋习"的标签，种种耸人听闻的危害流传甚广，但事实却多为没有根据的臆想。

把屎把尿会导致便秘、肛裂、痔疮、直肠脱垂、关节损伤，会导致尿床、心理问题……虽然没有有质量的研究，也没有相关数据，但并不妨碍一些专家传播一些令人惊恐的观点。

更多人则是先入为主地把"把便"认定为一种强制的过早排便训练方式，然后把强行的如厕训练产生的问题都加到了"把便"头上，进而给把便贴上"陋习"的标签。

现实是"把便"在国内实在太普遍，很多是从孩子出生几个星期甚至刚出生就开始，今天我们这些做父母的当年大概都是这样被把大的，因为这是我们的传统，纸尿裤这些东西是直到 20 世纪五六十年代才开始在西方国家面市的，而我国改革开放才三十几年，至少我小时候还没见过纸尿裤。

到了我们自己做父母的今天，我们的孩子还是可能难免被"把便"，因为传统延续下来很难一下子改变，很多年轻的父母是完全遵从长辈的指导来带孩子的，接受了新观念的父母，自己也未必有时间全天守着孩子而不需要老人、保姆帮忙，所以完全避免孩子被把便真的很难，万一孩子真被"把便"了会有那么多危害吗？

很多人以为把便是中国特色，其实在世界范围内，包括非洲、南亚、南美这些不发达地区，把便都是比较常见的。虽然是国内普遍的现象，可惜的是我们并没有针对把便的利弊进行过深入的研究，倒是美国人还真研究过，不过不是在我们国家而是在东非。

从孩子出生后几周开始，妈妈通过观察孩子的肢体动作、表情、声音等来判定孩子是不是想排尿排便，一旦发现孩子有想排便的迹象，就开始把便。通过这种方式，最初检查 34 个孩子里有 30 个在 4 ~ 6 个月就训练得很成功，随访到 5 个月的 16 个孩子里有 10 个可以白天不尿湿，晚上也很少尿床，到了 1 岁后孩子能走之后，就能到生活区域外排便。这个研究是 1977 年发表在美国《儿科学》杂志上的文章。

作者发现这种"把便"并不是消极被动地被强迫孩子排便，而是母亲注意到孩子排便的意愿后主动帮助他，排完便后通过喂奶、亲昵或其他开心的活动来奖赏鼓励他。通过这种重复的动作，孩子把这种声音、特殊体位和排便关联起来了，慢慢实现了自主控制排便，这其实是母婴互动配合的结果。

孩子这么小就能配合大人的指引自主控制排尿排便，显然让作者感到很新奇，因为这与美国的主流做法和观点是相悖的。当时美国主流的如厕训练方法和今天的基本一致，强调的是"以孩子为中心"，也就是要等孩子身体和心理都准备好了才开始，通常认为要 18 个月以后才能达到要求，这个训练过程也要持续几个月甚至一两年，很多孩子要到 3 ~ 4 岁才能完成。

这让作者意识到并不是所有的早期排便训练都是无效和（或）强迫的，成熟的时机和"准备好了"的观念需要考虑具体的文化、养育环境。这篇文章发表后还有两个医生专门给杂志写信表示赞同，迄今为止引用这篇文章的综述不少，倒没见过谁批判过这篇文章的观点。

可能有人认为这都是 1977 年的研究了，早落伍了。但是请注意另一点，今天美国儿科学会如厕训练的观点还主要来源于 1962 年的研究。当然与 1962 年的那个研究相比，前者的样本少很多，观察随访时间也比较短，评价指标也很粗略，这或许也是早期训练的观点没有成为主流的一个原因。

因为纸尿裤很方便，即便孩子已经具备如厕训练的条件，很多家长都懒得主动去给孩子训练，三四岁还离不开纸尿裤很常见，这导致国外一些人开始反思现行的如厕训练方法是否合适。和国内妖魔化"把便"相反的是，西方国家反而开始对"把便"之类关注孩子排便信号然后辅助排便的训练方式感兴趣了。

西方国家对早期如厕训练进行了一些研究，意大利的一项研究对 286 个家庭进行问卷调查，发现在头 6 个月内开始"把便"的孩子比那些晚开始训练的孩子更早训练成功，而且没有观察到明显的副作用。

但少数的质量不高的研究显然还不能充分地证明"把便"是有效而无害的，但至少目前在我国这还是一种广泛采用而且具有可操作性的方法。在没有直接证据的情况下，我们根据把便的特点分析一下。

很多人批评"把便"时认为这是强迫孩子排便，但我在医院里看到被把便的孩子很少有哭闹，因为很少见到父母非要强行让这么小的孩子排便，大部分是觉得孩子想排便了才把一下，没有就算了，把便不等于强迫排便。

把便是一种很早就开始的如厕训练，有些人认为过早训练会导致便秘等问题，但这是无根据的猜测，国内把便这么常见，但儿童便秘的发病率约为 4.73%，并不比很少把便的发达国家高。除了之前意大利的那项调查外，在一项针对 1000 多名孩子的问卷调查里，美国黑人孩子排便训练比白人孩子更早，但他们之间的排便习惯并没有区别。至于对膀胱功能的影响，有研究认为早期（早于 2 岁）如厕训练和膀胱功能异常无关，甚至有观点认为对膀胱功能还有好处。

　　至于说这种把便的体位会导致肛裂、痔疮、直肠脱垂更是凭空想象，把便的体位对孩子来说和蹲坐在马桶上并没有太多区别，肛裂主要和便秘有关，直肠脱垂更多和先天发育、营养不良有关，目前没有任何证据证实它们和把便有关。儿童痔疮更是极少见，成年后的痔疮不归咎于几十年不良的生活排便习惯却归咎于婴儿期短短的把便时间更是思维奔逸。

　　至于心理的影响，只要不是强制给孩子把便，不是在公共场合把便，孩子也没有任何不良情绪的表现，我觉得这种担心也是多余的。美国儿科学会虽然推荐 18 个月后进行训练，但其旗下的科普网站里也说了，只要不强迫、虐待孩子，在 18 个月之前训练也不太可能给孩子造成任何伤害。

　　不能因为自己碰到一个或几个把便的孩子有这些问题就认为把便会导致这些问题，这些把便的孩子还都呼吸空气呢，总不能说呼吸空气会导致肛裂和直肠脱垂吧。每个人都有合理怀疑的权利，但在得出结论前最好先证实一下。

　　因为有这么多不确定，所以当下还是推荐更确定的主流如厕训练方法。这篇文章不是为了给把便翻案，而是因为有太多没有依据的观点在流传，理清这些事实可以减少家长不必要的内疚和担心。

把便（3）：把，还是不把

我知道，更多的人更想知道把便是否可行，可能会有哪些好处。对于这些问题，我也想回答，但目前对这些问题没有很好的研究，我只能根据相关研究从逻辑上分析。我试着在自己的公众平台做了一些关于把便的调查，参与调查的家长中，把便的有1939人，不把便的有3369人，现在对这些调查分析一下。

主流的如厕训练方法强调的一点是以孩子为导向，等孩子准备好了再开始，因为认为太小的孩子不能控制自己的括约肌，新生儿排尿是脊髓反射的结果，所以不建议太早开始训练。

但事实可能并不是这样，即便是新生儿，排尿排便也是受大脑控制的，这已经被动物和人体实验证实。通过脑电图追踪，发现哪怕是新生儿，在排尿前大都会有大脑唤醒活动。只不过孩子在18个月之前膀胱和外括约肌之间的协调不那么好，会导致排尿间断或不完全，所以排尿次数多，大约每小时就会排尿 1 次，容易给人不能控制小便的印象。

可能也正是因为孩子自己能感知便意，所以孩子才会有扭动身体、哼哼唧唧、哭闹这些反应，让家长注意到排便信号。根据意大利医生对 286 个家庭的调查，90% 的家长可以发现孩子的排便信号。这次在微信上对不把便的 3369 个家长的调查显示，77% 的家长也能注意到孩子的排便信号。

正是因为孩子有排便信号，而且孩子能自己控制括约肌，当他把大人的把便动作、声音这些刺激和排便关联起来，他就能主动配合排便，把便才有可能成功，而不是每次都是碰巧把出来的。

以孩子为导向的如厕训练强调的另一点是尊重孩子的意愿，所以建议在孩子能语言表达想或者不想之后再开始。这样做的好处是能更确定孩子的意愿，但不好的地方就等于在孩子还不能说话时就忽略他们的排便意愿。你能说出来我就知道你想不想，你说不出来我就当你不想，至于你真的是想排便怎么办？你就自己拉纸尿裤里吧。

从人体的生理解剖上来说，直肠是和人的身体纵轴接近平行的，蹲坐或者把便的体位肯定比躺着更方便排便，把大便或尿液直接排在便盆里比排在纸尿裤里再粘在会阴更舒适，所以从这一点来说，我觉得根据孩子排便信号进行辅助排便更尊重孩子的意愿。从我的调查来看，86% 的被调查者认为把便时孩子总体配合，表情放松。

一些人批评给孩子把便的家长是为了偷懒，把便完了就不用给孩子换纸尿裤，省事。如果是不管孩子是否有排便信号，自己想把就把，甚至在孩子没有便意，哭闹不配合的时候还强行把着不放确实是应该批评，但从我的调查结果来看，完全不顾孩子的意愿想把就把的家长仅占 2%，可见这种家长还是很少的。

真的是按照孩子排便信号来把便，其实是要花更多精力去观察孩子，只会比用纸尿裤更辛苦。对上班族来说早期把便训练的好处是时间比较充裕，因为头 6 个月妈妈还在休产假，不像主流的如厕训练在一两岁再开始，妈妈已经上班了，可能没那么多时间和精力去做。

把便和主流的如厕训练不好比较的另一个原因是目标其实是不一样的，

前者只要孩子能大小便自制，脱离纸尿裤不会尿湿裤子或床垫就算成功了，如果以这个目标来衡量，从我的调查结果来看把便的孩子明显更早达到这个目标，有着明显的优势。

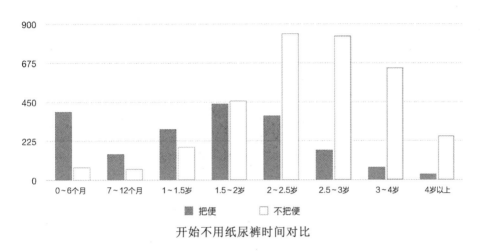

开始不用纸尿裤时间对比

纸尿裤是伟大的发明，让很多父母避免了洗尿布的劳累，但经济支出的增加也是必然的，可能你觉得这点尿片钱对自己不算什么，但并不是所有的家庭经济条件都那么好。纸尿裤确实不像一些妖魔化它的人说的那么差，但尿布疹的发生率也不低，经济条件不好的家庭用劣质纸尿裤引发的过敏等问题也很常见。微信上3000多人参与的调查结果显示，遇到过尿布疹的达到2/3，如果孩子能早点大小便自制，穿透气更好的内裤，舒适度肯定比纸尿裤更好吧。

把便的孩子即便做到了大小便自制，排便时还是需要大人的帮忙，等他自己能行走后还是需要二次训练去坐便器或马桶上排便，而主流如厕训练是在孩子能走后开始的，除了大小便自制外，还需要孩子能自主去排便，一步到位。不过前者从被把便转换到自己去坐便盆这个过程应该会比较自然平顺，而后者从一直习惯躺着在纸尿裤里排便转换到自己坐便盆排便，转换的幅度更大，难度也应该会更大。

如果说把便有什么需要担心的，我会担心一旦孩子建立了依赖于大人把便才排便的习惯，就不会或不敢在尿布里排便，万一大人粗心了没注意到他排便的意愿，他可能会憋便，导致不好的结果。但这只是我的担心，是没有依据的，需要进一步的研究去明确。

我对两种训练方法可能存在的利弊分析如下：

方式	好处	坏处
主流如厕训练	1. 能明确孩子的意愿 2. 避免强制训练和相关心理问题 3. 如厕训练时间更短 4. 省时省精力	1. 忽略如厕训练前孩子的排便意愿 2. 纸尿裤成本及尿布疹等相关问题 3. 更晚达到大小便自制
排便交流（类似把便）	1. 及时响应孩子的排便意愿 2. 更符合生理的排便方式 3. 更早达到大小便自制 4. 降低纸尿裤成本及尿疹等相关问题	1. 部分孩子不能发现排便信号 2. 意外的便溺带来的清洗及卫生问题 3. 从大小便自制到自行排便需要二次训练 4. 需要更多的时间和精力

从上面的分析大家可能也可以看出，我并不认为把便是一无是处的，但我所做的这些分析也仅供参考，是不是真的有这些好处、坏处，还需要进一步的研究。

既然把便没有什么伤害，那是不是建议大家把便呢？就当前的研究证据来说，有效和无害的依据不足，还是不建议大家这么做。前面说的这些研究还比较粗略，有的并不是直接的研究，而是研究早期如厕训练。相对目前主流的如厕训练方法的研究证据，把便的相关研究证据更少、级别更低，哪天有了更深入的研究、更可靠的证据，改为推荐生后开始排便训练也不是没可能，但在此之前还是按照当前的最佳证据，也就是美国儿科学会推荐的方案来吧。

再次重申，就当前的证据而言，我倾向按照主流的方法给孩子进行如厕训练，但在国内有把便这个养育传统的大环境下，别人要把便我也不反对。

我在没有有危害证据的情况下依旧不建议把便，在很多人看来还是难以理解。

想象一下，你发现了一种不认识的野果，现在并没证据证明这果子有毒，但如果你手里还有个苹果，你问应该吃哪个？我肯定告诉你吃苹果更安全，在如厕训练的方法里，把便就是那个不太熟悉的野果。

需要强调的是，不管是把便，还是按照主流的方法给孩子进行如厕训练，前提都是不要强迫孩子，照顾孩子的隐私，不要在公共场合随意把便。

如果你真准备要把便，可以参看下面的建议：

1．首先要观察孩子是否有排便信号，如果有，可以给他准备一个小便盆，在他有排便信号时扶他坐在便盆上，会比对着垃圾桶把孩子更卫生，孩子能走路后也更容易过渡到自己坐到便盆上。

2．孩子习惯了大人帮忙的排便就可能不习惯排在纸尿裤里了，所以大人真准备给孩子把便，就要善始善终，不要一会儿把一会儿不把，或者白天有空就把，晚上孩子便意来了左扭右扭也只顾自己睡觉不管他，让孩子无所适从。

3．有排便信号时，或者了解了孩子的排便模式后，再按孩子的意愿来辅助排便。比如有的孩子在睡醒后或吃完东西后会排便，可以试着把一下，如果没有就不要长时间把着。不要在孩子不配合的时候还强行把便，也不要图自己方便，非要孩子在某个时间排出来，更不要强求孩子一定要在什么年龄能大小便自制。

4．不要在公共场合把便，影响公共卫生和别人的观感不说，这种做法也毫不尊重自己孩子的隐私。

5．在孩子完全大小便自制前，不要轻易脱离尿裤，在家里意外尿湿了拉脏了顶多增加自己清洗的工作，但在外面发生这种意外就比较麻烦，自己尴尬不说，也可能影响别人，所以孩子出门要穿纸尿裤，孩子有排便信号时找卫生间。

6. 如果观察不到孩子的排便信号，或者没时间、精力和信心去坚持观察排便信号、辅助他排便，就建议不要尝试把便。

裴医生贴士：主流的如厕训练怎么做

主流的如厕训练方法是美国儿科学会推荐的，也是目前在西方国家应用比较多的方法，加拿大儿科医生协会（CPS）推荐的方法也类似。

这个方法的核心是强调以孩子为导向，也就是孩子身体和心理都准备好了，他愿意也能够去坐便器或马桶上排便了。父母也应该做好准备，能抵抗来自老一辈和幼托机构的压力，听从儿科医生的意见，自己决定何时开始，如何训练孩子，同时也要准备充裕的时间来做这件事。

当孩子能模仿大人的行为，能用语言表达想或者不想，能自己走，自己在坐便器上坐下站起，能自己脱裤子、提裤子，同时孩子能保持纸尿裤干燥较长时间，那说明他已具备了开始如厕训练的条件，通常孩子要到1岁半到2岁半才能达到这些要求。

当家长评估孩子已经准备好了，可以给他准备一个坐便器，放在他玩的地方让他熟悉，并告诉他这是他用的东西。刚开始可以让他每天穿衣服试坐，在此期间可以给他讲故事或者吃东西让他习惯在座椅上安坐，如果孩子坐不住也由着他。

过了一周或更长的时间，当孩子已经习惯了坐便器，可以每天试着让他不穿纸尿裤坐着，但这时还不要试图让他在上面排便，可以给他换纸尿裤后把纸尿裤扔在坐便器里，并告诉他这就是臭臭去的地方。

当孩子理解了这些并对坐在上面排便有兴趣了，就开始让他尝试，一旦成功了就可以每天带他去几次，比如吃完饭后、洗澡之前，每次排便成功要表扬鼓励他，如果每天都能在上面排便几次，就开始试着一段时间不用纸尿裤改穿内裤，然后逐渐过渡到白天脱离纸尿裤，最后到晚上也不用。

这个过程不一定是一帆风顺的，随时可能遇到挫折，这时不要着急，也不要给孩子施压，过分施压往往会导致孩子对排便感到恐惧，反而导致憋便、便秘和心理问题。无论怎样，健康的孩子迟早还是能训练好。

竖抱会影响孩子的脊柱吗

"孩子从出生几天就喜欢竖抱，自己要趴在大人肩头或窝在大人怀里睡觉。听说竖抱会引起脊柱问题，请问具体会引起脊柱什么样的问题？"

这是我曾经收到的一个咨询问题，看到这个问题我的第一反应是一愣，育儿界的说法怎么这么多？有时我也不知道这些说法是从哪儿冒出来的，后来搜了一下，原来家长听到的这个说法并不是空穴来风。

"6个月内不要竖抱，过早、频繁竖抱对婴儿脊柱发育不利。"这其实是一个育儿专家反复传播的观点。老实说，作为一个大学就念儿科专业，研究生也是学小儿外科，从事儿科工作十多年的儿科医生，真是第一次听医生说孩子不能竖抱。

按常识来说，平抱、竖抱只不过是脊柱承受的重力方向不一样而已，前者承受横向的力量，后者承受纵向的力量。平抱的时候用手托着孩子的腰臀部，同时让孩子的头颈部枕在臂弯里，脊柱得到了保护，应该没什么好担心的；竖抱时一手抱住孩子臀部，一个手拖住头颈部保护颈胸椎，孩子的体重大部分靠大人的手臂支撑，新生儿脊柱是弱，但体重也轻，被竖抱的时候也不是完全靠自己的脊柱支撑重量，按常识来说也应该没有问题。

但常识确实是有错误的可能，理论上说，平抱的时候脊柱承受的压力分布比竖抱更均匀，我怕自己因为主观想象而出错，就检索了一下相关文献，但真没看到哪个研究说竖抱对孩子有危害。

婴儿竖着不利于脊柱的说法国外也确实有过，不过原因不是担心竖抱，而是因为婴儿吊带的使用，20世纪八九十年代的吊带比较简陋，孩子被竖着放在吊带里，头颈部没有支撑保护，一些儿科医生担心孩子椎体过度伸展引起脊柱前移。但手抱的时候用手托着保护孩子的头颈部，完全可以避免这种担心。

事实上，竖抱还有一些平抱所没有的优势，清醒时保持竖立的体位，是治疗婴儿胃 - 食管反流的一种方式，喂奶后竖抱拍背，也是减少婴儿溢奶的常用方式。竖抱的时候大人将孩子环抱在怀里，孩子和父母肌肤紧贴，让孩子感觉更温暖和安全，有助增进亲子感情。让早产儿竖着依偎在父母胸前的袋鼠育儿法，美国儿科学会也是支持的，也没有竖抱不能太久、太频繁之类的说法。

婴儿醒着的时候可以在大人的看护下多趴着玩，锻炼颈部肌肉，促进动作发育，但孩子不可能醒着的时候都愿意趴着，趴久了孩子也会累，哭闹的时候也需要抱着安抚，或者偶尔竖抱着走走，让他看看与躺着的时候不一样的世界，和周围的人进行表情、眼神的交流，而不是平抱着总盯着天花板，这样也有助于婴儿感知的发育。

为了降低婴儿猝死的风险，我们要求1岁以内的孩子都应该仰卧，长时间的平卧容易导致扁头畸形，如果偶尔被家长抱抱也总是平抱着，孩子头部的重量还是压在手臂上，竖抱就可以避免这种压迫，按说也可以降低一点扁头的风险。但在孩子能够稳定抬头之前，或者能抬头但他睡着了，竖抱时应该保护好他的头颈部。

无论是平抱，还是竖抱，长时间保持一个姿势对大人孩子都会产生不适，所以各种抱姿轮着来是很自然的做法。各种抱姿有各自的优缺点，否定一种抱姿应该给出合理的理由，也应该充分权衡收益和风险。即便是一个孩子因为竖抱出现了脊柱前移，是不是就应该让千万个孩子避免采取这种有这么多好处的抱姿？就像因为发生了一起车祸就建议全世界的人都不要坐车了？更何况脊柱前移和竖抱的关系从来没被证实过。

对于不确定而后果又比较严重的危害，大家一般愿意采取"宁可信其有不可信其无"的态度，竖抱对孩子脊柱不利的说法传播开来以后，真碰上长大后有脊柱问题的人，很容易关联到竖抱上来，这种说法就被"证实"了，然后进一步扩大传播，毕竟有几个孩子没被竖抱过呢？但脊柱问题是不是竖抱引起的，就没有人好否定了，所以恐吓式的"科普"很容易被传播。

因为一句"频繁竖抱对婴儿脊柱发育不利"，让一些家长困惑，也让很多家长对竖抱产生了心理阴影，所以影响力巨大的育儿专家说话应该更慎重，大家看到这种语焉不详的观点时也应该保留一份自我思考。

肚子会着凉吗

肚脐在很多人眼里是一个神秘的地方，黑洞洞的不知道它通向哪里，关于它也有很多奇怪的说法，有老人说不能碰、不能洗、睡觉要盖好被子否则会着凉拉肚子、在肚脐上贴膏药可以治病，这些都是真的吗？

肚脐通向哪里

其实肚脐是完整的，随着新生儿期脐残端的脱落，原来为胎儿提供营养的脐血管都逐渐闭锁失用了，变成了一些没有功能的索带，创面愈合后肚脐也被皮肤所覆盖，脐窝自然不再和肚子里或别处相通。

封闭的腹壁才能为腹部提供无菌环境，避免内脏受到感染，所以肚脐哪里也不通，它可以碰，也可以清洗。因为可以把切口藏在里面更美观，肚脐现在还是很多微创手术开口的地方，手术前要消毒清洗，手术的时候不单可以碰，还可以切开，并没听说因此出了问题。

也有人说，既然不通，为什么抠肚脐会痛呢？肚脐里面也是有皮肤的，皮肤里也都有神经，别说抠肚脐会痛，抠肚皮其他部位也会痛，只是脐窝里相对隐蔽，平时很少被触碰，偶尔刺激一下可能会相对更敏感。

脐贴能治病吗

脐贴是具有浓郁中国特色的医疗产品，贴脐贴能治疗腹泻吗？看过上一个问题其实应该就知道了答案，肚脐是完整封闭的，哪里也不通，如果和肠子相通那就是需要手术处理的脐肠瘘了。先不说药物本身的效果如何，能透过皮肤进入血液的药物也很少，何况肠子和肚皮也并不是粘在一起的，即便进了血液，也是要通过血液循环才能进入肠子，如果贴肚脐有用，那贴别处皮肤也一样会有用。

很多人也会说："我孩子贴了脐贴真的就好了，这又是怎么回事呢？"肠炎很多是因为轮状病毒感染引起的，这本来就是一种自限性疾病，到了1周基本自己都会好，与贴不贴东西一点关系也没有。

贴肚脐治肠炎好歹还只隔着一层肚皮，还有贴肚脐治痔疮的，不进入血液，从肚脐到肛门，这药效是不是得有点空间穿越能力啊？但和"三伏贴"这样宣称有"冬病夏治"的时空穿越能力的产品相比，脐贴算谦逊的了。

肚脐会着凉吗

肚脐或肚子会着凉的观念在国内很普遍，有些地区还要给孩子戴个肚兜来保护肚脐。"着凉"是俗称，并没有这样一种疾病，大家说着凉很多时候指的是感冒，而感冒只有普通感冒和流行性感冒之分，无论哪种感冒都是病毒感染引起的，感冒的主要症状也是在呼吸道。虽然有些医生，尤其是中医会说"胃肠型感冒"，而事实上这并不是一种规范的诊断，往往是把一些胃肠炎诊断为胃肠型感冒了，国外的胃肠型感冒多指的是轮状病毒肠炎，科学上并不存在肚子着凉之说。

但很多人说肚子着凉就会拉肚子，这种可能性存在吗？气温变化期间，腹泻的孩子确实会增多，但要注意的是，不光是气温下降期间会增多，在气温上升期间增多得更明显。气温下降也并不一定是温度本身给孩子带来的影响，而是轮状病毒感染机会增大，所以轮状病毒肠炎也有秋季腹泻之说，而气温上升容易让食物变质，增加食物中毒的风险，腹泻的孩子也会增多。

　　人体不同部位的体温会有差异，但仅限于体表温度，而体内温度，尤其是腹腔内的温度基本是人体的中心温度。人的体温受到下丘脑体温调节中枢的控制，除非长时间暴露于寒冷的环境下，中心体温是不会下降的，在寒冷天气大家不会把肚子露在外面，在常温下暴露肚脐自然不可能让中心体温下降，也不太可能改变肠管的温度和蠕动。如果肚脐真的一受凉就要拉肚子，那穿比基尼下海的人怎么办呢？那整天穿露脐装的女孩还不得随身带着手纸？

　　当然受穿衣习惯的影响，躯体相对长期暴露在外的颜面和四肢来说对低温可能更敏感，所以哪怕夏天，大部分人睡觉时都会盖住胸腹部，但就此认为肚子没盖住就会着凉是没有依据的。当然也没有直接的实验证实或证伪过这种说法。只要孩子不觉得难受，反正穿个肚兜也不致造成什么危害，对这种行为我的态度是爱穿不穿吧。

枕秃不是病，全民补钙才是病

很多家长可能注意到，孩子生下来没几个月，后脑勺一圈头发就掉光了，光秃秃的甚为难看，被小区里热心人看到了会说"你孩子缺钙呀，要补钙，要去看医生。"

事实上，枕秃是因为缺钙的说法确实来源于医生，但医生也不是有意要欺骗家长以便多开点钙片或者鱼肝油，而是很多医生也相信枕秃就是缺钙、佝偻病的表现，因为当年我们读书时教科书里就是把枕秃当做佝偻病的一个症状。

所以当你因为孩子枕秃去看医生，医生不问孩子年龄，也不问有没有别的症状，给孩子开一堆鱼肝油和钙片你也不用奇怪。

枕秃是怎么回事？

早在 1907 年，就有医生注意到了枕秃这种现象，不过这种现象除了外观有点难看，并未对孩子造成什么影响。除了国内，一直没多少医生关注这个问题，所以研究也比较少，但也不是没有。

因为枕部是接触枕头和床垫的地方，而孩子睡觉时间比较多，所以很自然地推断枕秃是因为头皮摩擦导致的头发脱落。国内一些专家认为，佝偻病的孩子多汗，孩子睡觉时不舒服就喜欢磨蹭头皮，所以形成枕秃。照这样推论，如果孩子不是仰卧的话，就应该不会枕秃了。

为了降低婴儿猝死的风险，美国儿科学会从 1992 年开始推荐 1 岁以内的孩子仰卧，这个指南的调整恰好为枕秃和睡姿的关系提供了对比，有人就做了对比研究。

在推荐仰卧之前的 1985 年，200 个孩子里枕秃的孩子有 18 个，而推荐仰卧之后的 2003 年，101 个孩子里枕秃的孩子有 12 个，虽然仰卧的孩子枕秃的比例更高一些，但两种并没有统计学的差异。

而且作者也注意到，有的孩子脱发并不是集中在枕部，这显然没办法用磨蹭所致去解释。

那是什么造成了枕秃？在动物界，毛发生长是有周期的，在冬天毛发持续生长，而到了夏天毛发就停止生长进入休止期，接着开始脱发，长新发。宫内的胎儿也存在这种现象，在孕 20 周时，头皮上出现毛发，这些是无髓的胎发，在胎龄约 5 个月的时候，额骨和顶骨的胎发从生长期进入休止期，而枕部的胎发却没有进入这个周期。额顶部的胎发在胎龄 7 ～ 8 个月的时候脱落，然后开始长出第二批次的头发。枕部的胎发却一直保留到临产期才进入休止期，然后在生后 8 ～ 12 周开始脱落，这恰好和枕秃主要出现在 2 ～ 3 个月的孩子吻合。出生后孩子因为睡眠时间比较多，枕部的摩擦不可避免，正好加速了枕部胎发的脱落，所以就出现了枕秃。

但这个换发过程并不是完全同步的，在旧发脱落的同时新发也在生长，有些孩子的枕秃并不明显。所以枕秃是孩子换发导致的生理现象而不是什么疾病，枕部摩擦只是加速了这个换发的过程。以上是 2005 年发表于《欧洲儿科学杂志》的一篇文章的分析。

随后在 2011 年，韩国人的一篇文章对 193 个孩子进行统计，枕秃的孩子约 20.2%，对原因进行分析也没发现和睡姿有关系，相反枕秃和母亲的分娩年龄、分娩方式和胎龄有关。母亲分娩年龄超过 35 岁、剖宫产、胎龄超过 37 周的孩子出现枕秃的比例要增高。这个研究进一步支持了枕秃是一种生理现象而不是摩擦导致的观点。

枕秃和缺钙、佝偻病有关系吗

枕秃是缺钙和佝偻病的表现，这种说法主要流行于国内，翻阅最新版的《尼尔森儿科学》佝偻病的章节，没有看到任何和枕秃相关的文字。解铃还须系铃人，国人提出的观点，恰好也有人做了这方面的研究。

2004 年青岛就有医生对 400 多名儿童进行分析，发现枕秃发生率为 42.1%，3 月龄发生率最高，之后随月龄增加而减少。所有病例进行血骨碱性磷酸酶（判断成骨细胞活性，是佝偻病诊断常用的一个参考指标）测定，枕秃组与对照组各 40 例进行血清钙测定分析，结果并无明显差异。所以作者认为枕秃为小儿的生理现象，与钙、维生素 D 的摄入量关系不明显。

当然你可能还是会觉得上面这些都是一家之言，让我们看看权威机构的观点：

美国儿科学会旗下科普网站关于孩子脱发是这样写的："几乎所有的新生儿都会掉部分或全部头发，这是意料之中的正常现象。在成熟的头发长出来之前，孩子原来的头发会先脱落，所以在头 6 个月内的脱发不需要去在意。当孩子在床垫上磨蹭头皮或者有撞头的习惯时掉一些头发是非常常见的，当他活动多了，坐得多了，不再有磨头或撞头的习惯时，这种脱发会自行矫正。"

香港卫生署是这样写的："孩子头发浓密多寡程度，是因人而异的……孩子头发稀少并不是缺钙，也不一定是缺乏营养……"和我们把枕秃当做一种病来补钙不同的是，人家认为除了后枕位置以外的明显脱发才需要看医生。

总结

枕秃是孩子换发导致的生理现象而不是什么疾病，和缺钙无关。如果仅仅是枕秃而没有别的症状，根本不需要上医院，更不需去验血、拍片、查骨密度之类。

除非是早产、低出生体重的孩子，1 岁前母乳和配方奶基本能满足孩子对于钙的需求，正常孩子生后几天开始每天补充 400IU 的维生素 D，1 岁后多喝牛奶等钙含量高的饮食就可以预防佝偻病，并不需要额外补钙。即便要补钙，也是要先检查孩子的日常饮食是否存在不足、是否有佝偻病的表现再作出决定。

过量补钙可能导致孩子便秘，影响铁、锌的吸收，增加肾脏负担，把枕秃和缺钙、佝偻病画上等号，已经让太多的孩子补了不必要的钙。

枕秃不是病，全民补钙才是病。

海淘退热药有必要吗

随着网络的发达，很多人选择了网络购物，在家轻点鼠标就可以买到地球上大部分东西，衣服、包包、奶粉、化妆品什么的我知道很多人都是海淘，但是连退热药也开始海淘还是出乎我的意料。

曾经在微博上有个家长问："宝宝发热 38.8℃，同时给用了退热药和退热栓怎么办？过量的用药会有危险吗？"我没忍住回了一句："不是同一种药的话一般也没事。"家长连说谢谢，然后告诉我用了口服泰诺林和德国 HEXAL 退热栓，接着问退热过快是否会对宝宝身体有所伤害……大概她以为这两种药是不同的，所以松了一口气。

我知道孩子退热基本就是用对乙酰氨基酚和布洛芬这两种药，泰诺林我知道是对乙酰氨基酚，但 HEXAL 退热栓是什么其实我也不知道。出于好奇我上网查了一下，是 Paracetamol，中文翻译是扑热息痛，其实也就是对乙酰氨基酚。这个家长以为是两种不同的药，而事实上给孩子用的都是对乙酰氨基酚，等于给孩子用了双倍的剂量，而对乙酰氨基酚过量使用可能造成肝损害。

就这个事我做了个网上调查，看评论才知道海淘药品已经很常见了，上某宝搜外国的退热药果然不少，诸如 Panadol、Pamol、Nurofen，都是没听过的，有的还被冠以"X 国神药"，价格也不便宜。

事实却是，Panadol 和 Pamol 的具体成分就是对乙酰氨基酚！也就是大家熟悉的泰诺林和百服宁。Nurofen 的具体成分就是布洛芬！也就是大家熟悉的美林。

这是怎么回事？卖 Pamol 的说它是澳洲医生唯一推荐的退热药，还说布洛芬在新西兰和澳洲是禁用的，怎么卖 Nurofen 的又说它是澳洲每家每户必备，而且对孩子没有任何伤害。我真想让这两家代购现场 PK 一下。

为什么国外的退热神药会和国内常见的普通退热药成分一样？因为无论国内还是国外，目前公认比较安全可靠的儿童退热药就是布洛芬和对乙酰氨基酚这两种，如果你听说哪国有什么没听过的神药能给孩子退热却不是这两种成分，反而要小心了。

为什么这些代购会有如此不同的说法？原因就是这些代购只是为自己的产品代言，而不会为事实和真相代言，为了自己的利益甚至不惜抹黑同类药品，传播谣言，制造恐慌，类似的谣言也在微信朋友圈里广泛传播着。

事实上，美国儿科学会关于儿童退热药的指南里说得很明确：治疗发热，如果孩子总体健康，目前的证据表明对乙酰氨基酚和布洛芬安全性和有效性没有实质性区别。

甚至有些研究数据认为布洛芬的药效时间更长，当然布洛芬不适用于 6 个月以下的孩子（除非医生建议），也不适用于脱水的孩子，因为有肾毒性方面的担心，并不像一些代购所说的对孩子没有任何伤害。同样，对乙酰氨基酚有肝毒性的担心，对于哮喘的孩子也有加重症状的担心，但卖 Pamol 的人并不会告诉你这些。

对乙酰氨基酚和布洛芬的对比

对比项	对乙酰氨基酚	布洛芬
降温度数	1～2℃	1～2℃
起效时间	＜1 小时	＜1 小时
药效高峰	3～4 小时	3～4 小时
药效持续时间	4～6 小时	6～8 小时
使用剂量	每 4 小时 10～15mg/kg	每 6 小时 10mg/kg
单日最大剂量	90mg/kg	40mg/kg
用药年龄低限	3 个月	6 个月

注：所用药物除非医生建议，否则不应低于用药年龄低限

食物吃多了也可能会吐，更何况药物，从某种意义上讲，世界上没有绝对安全的神药，和所有的药物一样，退热药的使用原则也是能不用尽量不用，但如果热度太高让孩子太难受也不人道，该用的时候还要用，否则这些药也没有上市的必要，如果合理使用，这两种药都是安全的。

同时家长们也要知道，除非超高热，发热对健康的孩子并没有什么坏处，发热本身反而对病情有帮助，使用退热药的目的不是给孩子降温，而是改善孩子的舒适度，只有当孩子发热很难受了才需要吃退热药，具体用哪一种药可以参照两个药品的特点再结合孩子的情况选用。

也许有人会说，即便退热药药品成分一样，国外生产的和国内肯定会有不同，就像同样是奶粉，国内就出现过三聚氰胺而国外没有。我不否认国外退热药的生产工艺可能比国产的更好、包装更科学、口味更合理，但这两种儿童常用退热药都是口服或者栓剂，并不需要多高级的生产工艺，目前为止也没听说国内退热药存在什么药品质量问题。

就算不信任国货，国内也有很多大型跨国药企的产品，这些企业国内外

销售的产品很多只是包装上的差别，我自己孩子也用过，草莓味，带刻度的吸管，使用很方便，药品口味和包装也很人性化。这些跨国药企的规模远大于那些不知名的国外小药厂，质量和设计谁更好还不一定呢，而且也更便宜，同样100ml的布洛芬混悬液，国内不到20块，同样容量的海淘产品要60块，甚至更贵。

药品本来就不是生活常用品，一年用不上几次，国内没发现过质量问题的退热药都需要从国外买，那日常食物，每天都要喝的水，每天都要呼吸的空气怎么办？

更主要的是，海淘的药品连中文说明书都可能没有，药品成分、使用方法、使用剂量都不清楚，外语不好的人只能听代购的介绍，国人有本事把香灰、草药吹成神药，更何况是真有效果的退热药。代购们把常见的退热药吹成了随便吃也不会给孩子带来伤害的神药，结果就像文章开头提到的那个家长一样，给孩子用了双倍的对乙酰氨基酚，海淘过来的"高级药"结果成为了伤害孩子的毒药。

事实上很多家长本来就没有什么医学常识，海淘药品只是脑袋发热无意识跟风，看到别家孩子喝进口奶粉，自己也买，看到别家孩子喝进口退热药，自己也喝，只有这样才会觉得自己的孩子没有落后，没有输在起跑线上。

在国内信任危机的大环境下，怀疑一切也罢，跟风也罢，如果不在乎多花那点钱，有可靠的买药渠道，同时自己有很好的外语水平和理解能力，也愿意为可能的那么一点或者根本不存在的收益去海淘退热药，也无可厚非。就怕啥也不懂，跟风海淘当神药胡吃乱吃，多花钱还把孩子害了，那还不如先给自己脑袋退退热，学点健康常识，这样对孩子更实在。

警惕滥用的利巴韦林

利巴韦林，家长估计都不会陌生，生病上医院，无论是普通感冒还是轮状病毒肠炎，或是普通型手足口病，都可能被开上利巴韦林。虽然很多医生都说过这个问题，但鉴于其滥用程度，有必要再提醒一下大家。

根据公开资料显示，某知名儿童医院对医院里 2007 年下半年的门诊处方抽样分析，12.82% 的处方里含有利巴韦林，其中超过 81.17% 是针剂，将近 70% 是用于 3 岁以下的孩子，同时合用抗菌素的占 85.80%。该儿童医院作为国内儿童专科医院的翘楚，使用情况是如此，其他专科医院、综合医院，以及更基层的医院的使用情况就可想而知了。

利巴韦林之所以被如此广泛使用，原因可能是利巴韦林的另一个名字——病毒唑。不知道当初谁给它取了这么个名字，很多医生把它当做一个无所不能的抗病毒药，无论是呼吸道、消化道还是其他部位，只要怀疑病毒感染，就可能会用上它。

虽然体外试验（是指没有进入临床阶段进行的试验，如动物试验、实验室试验）证实利巴韦林确实有较广泛的抗病毒作用，但利巴韦林在人体试验中证实有效的疾病并不多，而且几乎所有的权威医疗机构都认为普通感冒和手足口病不需要抗病毒治疗。

在国外，批准使用利巴韦林的疾病很少。

在美国，口服的利巴韦林被批准用于治疗 3 岁以上没经过 α-干扰素治疗的慢性丙型肝炎，但必须联合干扰素才有效，而且很多患者因为副作用而中途停药。利巴韦林喷雾剂被批准用于治疗儿童呼吸道合胞病毒引起的重度肺炎，但有争议，小规模的研究认为利巴韦林可以降低这类患者的上呼吸机的时间，但并不能改善远期肺功能。美国儿科学会的意见是医生可以根据自己的偏好自行选择是否对呼吸道合胞病毒肺炎重症病例使用利巴韦林喷雾剂。

在世界卫生组织的儿童基本药物示范名单里，利巴韦林唯一的指征是用于治疗病毒性出血热。

在国外利巴韦林的使用指征之所以这么严格，是因为它的临床效果还不那么确定且副作用比较大。动物实验显示利巴韦林有明显的致畸性，而且利巴韦林半衰期很长，用药后可在体内存留长达 6 个月，所以孕期和哺乳期女性不能使用，配偶双方有一人用了这个药，6 个月内都要避孕。此外，利巴韦林可以导致溶血性贫血以及心肺方面的副作用。对于利巴韦林，FDA 上有一个长达 4 页的用药指引，重点是让患者知晓用药的注意事项及其副作用。

国内利巴韦林有各种剂型，包括口服的颗粒、片剂、胶囊等，还有注射针剂和喷雾剂，药监部门批准的适应证很宽，除了呼吸道合胞病毒引起的病毒性肺炎和支气管炎、皮肤疱疹病毒感染（口服及针剂），还可以用于流行性感冒的预防和治疗（喷剂），连普通的病毒性上呼吸道感染都可以用（喷雾剂），而这些指征，并没有可靠的研究证据支持。

虽然药监部门批准的适应证已经很宽了，但实际临床上医生们还常常在超适应证用药，比如不在适应证里的轮状病毒肠炎，手足口病。这些都是儿科门诊的常见病、多发病，这也是为什么连上文提到的国内顶级儿童专科医院，含有利巴韦林的门诊处方都超过 10%。

一个药用上去，如果收益大于风险，而且收益风险比在所有可选药物里是最大的，那自然可以用；如果用了不但没用，花钱不说，反而可能导致一些副作用，那自然是滥用，尤其是对普通感冒、轮状病毒肠炎、手足口病这样基本靠自愈，偶尔需要对症治疗的疾病。

你需要知道的是，利巴韦林在国外主要用于治疗慢性丙型肝炎和出血热，重症呼吸道合胞病毒肺炎住院时可以选用。如果因为感冒、拉肚子、手足口病，门诊医生给孩子开了这个药，基本都是滥用，你可以温和地提醒医生不想用这个药。

有人可能要问了，"利巴韦林不能用，那该用什么呢？"该用什么药要根据病种、病情、病毒种类、耐药性等具体分析，而不是一概而论用什么药取代什么药。有些病毒感染，存在有效的抗病毒药物，那自然可以用；像普通感冒、手足口病、轮状病毒肠炎，虽然是病毒感染引起的，然而这些病毒目前没有有效的抗病毒药，就不需要用什么抗病毒药物。

匹多莫德能提高抵抗力吗

匹多莫德对于很多家长而言都不陌生，孩子感冒、咳嗽、腹泻什么的，只要和感染相关的疾病都可能会被开上，俨然已成为儿科神药之一，原因是它是一种免疫刺激剂，据说可以刺激和调节细胞介导的免疫反应，能提高抵抗力，几十上百元一盒的匹多莫德真能提高孩子的抵抗力吗？

匹多莫德是意大利人发明的一种合成药物，以 Pidotimod（匹多莫德）在 pubmed 搜索，从 1990 年第一篇文章开始，截至目前总共有八十多篇文章。除了俄罗斯和英格兰各有一篇外，剩下的文章全部来自意大利、希腊、墨西哥、中国。意大利占了总篇数的一半以上，直到 2002 年开始希腊人写了一篇文章，之前一直都是意大利人在自弹自唱。

意大利人自玩自嗨的匹多莫德进入了中国后，国人很快抢了意大利人的风头，并迅速进行了中意结合的研究，用匹多莫德联合红参酸性多糖在免疫抑制的大鼠身上做了研究，不出意外地达到了提高免疫力的良好效果，从此国人一发不可收拾，在 pubmed 上关于匹多莫德最新的 20 篇文章里，我国已经占据了半壁江山。

这么多研究论文研究了什么呢？主要研究了匹多莫德的免疫调节作用，但这些功效和利巴韦林抗病毒的效果一样，主要停留在体外试验阶段，在人体上并没得到很好的验证。只有意大利和希腊、俄罗斯少数几个临床研究（最大样本 748 人，其他的几个为几十到一百多人）认为它可能对儿童反复呼吸道感染有点作用，只有一个样本量为 60 人的研究认为它对儿童反复泌尿系感染可能有点用。

按理说，儿童免疫系统发育不完善，孩子的呼吸道感染比大人更常见是正常的，随着年龄增长，免疫系统会逐步发育，也会在和病原体一次次接触中逐渐完善成熟。对一些毒力特别强的病原体，人类研发了疫苗，用温和的方式刺激人体产生特异性抗体，产生免疫保护，这也是提高抵抗力的一种方式。

匹多莫德这样的非特异性免疫刺激剂，按照它所描述的机制，是靠刺激免疫细胞的成熟分化，增强这些免疫细胞的反应和吞噬能力来提高免疫功能。但事实上人体并不是免疫细胞越多越好，也不是免疫细胞活性越强越好，衡量免疫功能的好坏并不是以强弱为标准，而是看免疫是否平衡，过强或过弱都是不健康的，系统性红斑狼疮之类的自身免疫性疾病就可能和免疫失衡有关。

导致孩子免疫缺陷的主要原因有两大类：①遗传性疾病，比如唐氏综合征、B 细胞缺陷性疾病、T 细胞缺陷性疾病，这类疾病并不那么常见；②特殊感染（比如 HIV）、肿瘤、放射、药物导致的继发免疫抑制或损害。即便是免疫缺陷的患儿，能否靠一个非特异性的免疫刺激剂弥补或改善免疫能力，是个未知数。

2 岁以内的孩子平均每年发生 8 ～ 10 次感冒，如果孩子上幼儿园，因为群居交叉感染，一两个月感冒一次很正常，但这并不意味着这些孩子就是抵抗力差或者免疫能力低下，对于不存在免疫缺陷的孩子，他们并不存在免疫失衡，所以不需要用额外的免疫调节药物，对一个免疫平衡的孩子用了免疫增强剂，等于破坏了本来的平衡，结果可能有害无益。

匹多莫德是否在体内真的有免疫增强作用，目前可靠的研究并不多，就算真的有这个作用，产生的结果是好还是坏也并不清楚。普通感冒可能诱发心肌炎，手足口病重症病例也可能出现脑炎、心肌炎等严重并发症，目前机制并不是很明确，但也不除外自身免疫反应的作用，用了这些药不但预防不了，反而可能诱发严重并发症。

当然，理论要依靠实践来检验，临床药物试验是检验一个药物效果的最好实践，匹多莫德并不是以审批严格著称的美国 FDA 批准的药物，目前只有意大利、中国、韩国、俄罗斯、希腊的药厂在生产，连意大利人自己都承认需要更多的 RCT 临床研究来验证它在儿童急性呼吸道感染中的作用。这大概也是这个已经存在二十多年的药物仍然进入不了欧美主流市场的原因。

虽然可靠的研究不多，但并不妨碍匹多莫德进入中国后的迅速走红，药监部门批准的适应证为机体免疫功能低下的患者：上、下呼吸道反复感染；耳鼻咽喉科反复感染；泌尿系统感染；妇科感染；并可作为预防急性感染、缩短病程、减少疾病严重程度的辅助用药。

抵抗力、免疫力这样的概念深入国人的灵魂，很多家长觉得自己孩子经常感冒就是抵抗力差，很多医生也直接把普通感冒、肺炎判定为免疫力低下。正好有这么一个药物，说明书上写着可以刺激免疫，提高免疫能力，好像副作用还不大，试试又何妨。所以，匹多莫德也逐渐成为了儿科神药，绝不仅仅是用于反复上呼吸道、泌尿系感染的孩子，感冒发热来一盒，跑肚拉稀来一盒，手足口病来一盒……

被药厂包装成神乎其神的药物，被医生稀里糊涂地开给了孩子，却也迎合了很多家长的心理需求，所以匹多莫德成为了中国儿科的神药之一。作为家长你要知道的是：如果你不想花冤枉钱，没必要给孩子吃这个药，如果真是不吃就会耽误病情，这个 20 多年的老药就不会仍然停留在非主流市场。

看病要不要找熟人

身体出了状况要上医院，很多人会先想想有没有医生朋友，找到个熟人看病会方便很多，也会踏实很多。

做医生也会时不时接到亲朋好友或同事的电话，说谁谁想找你看个病，谁谁谁是谁的亲戚朋友，请关照一下，甚至医生自己去别的医院看病，也会尽量找个熟人。

看病喜欢找熟人，这大概也是中国医疗的一大特色。

确实，一提到医院，大家都会想到各种排队，各种人挤人，还怕医生应付了事，怕排队几个小时看几分钟，几句话就被打发走了，做一堆检查啥也没发现，最后开一堆不知道有用没用的药，或者手术医生不上心。

有个熟人这些问题似乎都迎刃而解了，找熟人可以加号甚至不用挂号，可以找到床位，医生也会问得更详细、检查得更仔细、态度更亲切、解答更耐心，也不用担心医生做可以不做的检查，开可以不开的药。

找熟人看病似乎只有好处没有坏处，事实是这样的吗？恐怕未必。熟人看病的好处有些是真的，有些只是自我感觉，也并不是完全没有坏处，只是这些坏处自己未必能感受到。

熟人看病会有哪些坏处呢？

对大多数人来说，从医的熟人不会那么多，尤其在自己身边能用得上的，有一两个算多的了，所以一旦要看病，就首先会想到找这一两位医生朋友，也不管自己是什么病，他们是看什么病的。

就像我这个儿科医生就经常接到咨询成人健康问题的电话，我在学校学的就是儿科，工作后也一直做儿科，儿科的常见问题基本可以回答，成人的问题我就大多要抓瞎了。因为成人疾病谱和儿童差别太大，有些成人的病儿科基本碰不到，自然也没有相关的诊治经验，我自己遇到的健康问题也得去找成人医生就诊。

像我这种比较保守的医生，对自己没什么把握的问题，不太熟的人我会建议去咨询相关的专科医生，亲人或者很熟的朋友会帮忙去找找相关的医生。

但有的人就会抹不开情面，或者怕在熟人里没面子，哪怕自己不太懂，没什么把握的也给诊疗意见，结果耽误了病情。以前就接诊过好几个阑尾炎的孩子，都是先找搞成人内科的熟人看的，当做胃肠炎，最后转过来时已经穿孔形成脓肿了。

现在医学分科很细，除了少部分全科医生外，在大一点的医院医生大部分为专科医生，一辈子就看几种病，即便是做同一个专业的医生，技术特点和主攻方向也会有所区别，别说是专业不对可能会被耽误，就算找到专业对口的医生也可能会走上歪路。

比如普外科腹腔镜技术应用得比较广泛，但有些年龄大的医生对这种技术接触得晚反而不熟悉，因为自己开展得少，也不认可这种技术，哪怕这种技术有着明显的优势。如果你碰巧有这么个医生朋友，你去找了他，他可能就给做了开放手术，结果可能还不如找个陌生但微创做得很好的医生。

那如果找对了医生，是不是找到个熟人打声招呼就更好呢？接诊熟人的医生确实会更热情，看病似乎也更尽心，对亲朋好友介绍来的患者热情一点这也是人之常情，但并不意味着他的"尽心"就真的会对病情有更多帮助。

和其他职业一样，每个人都不希望自己的工作出错，因为这会给自己带来麻烦。对医生来说，因为不尽职而犯错导致的后果会更严重，患者会找麻烦，同事会嘲笑，医院会惩罚，甚至还要成被告，所以对绝大部分医生而言，不会因为你不是熟人就草率看病，或者手术不仔细，更不可能存心乱治。只是有的病情比较简单平稳，他不会太关注，而病情危重复杂的，他想不上心都很难。

每个患者到了医院都希望得到医生更多的关注，但我们国家的医生工作量很大，他必须根据患者的病情去调配自己的时间和精力，少部分病情复杂的得到更多关注，大部分病情简单的得到较少的关注，所以在这种工作负荷下，大部分人的观感是医生不尽心。

如果是熟人过去，哪怕你病情简单，他也可能会多花些时间来和你沟通交流，你会觉得他很尽心，就医感受也会好很多，但诊治方案不会有什么实质性的区别。当然对有些医生来说，对熟人就不做那些可做可不做的检查，不开可吃可不吃的药是有可能的。

作为患者，觉得找了熟人医生会更尽心，能得到更好的治疗，但做医生的可能也知道，越是熟人反而越容易出问题，尤其亲近的人，因为关心则乱。

诊治疾病需要沉着冷静，作出最恰当的判断和决策，需要排除其他因素的干扰，亲人、熟人的情感因素往往会对诊疗决策造成干扰。常规做的检查心软省了，常规做的治疗又担心副作用而畏手畏脚，该做大的切口做小了，结果医生别扭、患者遭罪，自然也更容易出问题。

对于一些特殊身份的患者，也就是医院内部戏称的"VIP患者"，为了达到所谓的万无一失，医生反而更容易做更积极的治疗。

比如肠梗阻，如果是普通患者，医生可能会按自己的经验来权衡风险决定保守观察还是积极手术。但对于VIP患者，一旦发生肠坏死，医生可能万劫不复，他会倾向于早点手术。VIP患者当然不会很多，但对于一些要求特别高的熟人，医生同样容易产生这样的心理。

熟人的情感因素除了对判断决策产生影响外，还可能影响医疗程序，按照正常的医疗程序，医患之间会有充分的交流，患者可以表达自己的诉求和期望，医生也应该让患者明确相关的收益和风险，但熟人之间有些话反而不好直说，导致告知不充分。结果满意也就罢了，结果不满意的，克制一点的患者会忍气吞声，克制不住的则会翻脸，然后演变成一场医疗纠纷，熟人反而成了仇人。

所以，找熟人看病并不是只有好处没有坏处。大家之所以爱找熟人，除了上面说的原因，更主要的还是因为我们的社会是一个人情社会而不是规则社会，在医疗、教育这样的非市场化的行业里，更是人情盛行。如果每一个人都按规则行事，谁也不能插队加塞，医疗资源也很优质均匀，医生能为每个患者提供同样的服务，那患者也不愿拉下脸皮四处托人找熟人欠人情。

在优质医疗紧缺的大环境下，想找心仪的医生排不上号，又不能靠钱来解决，即便你不愿意求人，即便知道找熟人看病有潜在的危害，但还是会不得已而为之。

当然医生的决策会受到很多非专业因素的干扰，包括医生的培训体系，包括社会医疗环境，包括医生自身的利益，以及患者的态度等。相对于用药的决策，作出不用药的决策医生需要承担更大的压力和风险，手术决策也一样。我们的制度应该让医生的决策尽量脱离这些因素的影响，才能让孩子们得到更安心可靠的医疗。这需要全社会，也更需要参与医疗过程中的每一个人的努力才能实现。

现在不讲究，以后要吃亏

我相信，读了《小时候没那么多讲究，你为什么还是好好的》，肯定有人会吐槽说："我们不是没那么多讲究，而是瞎讲究太多了。"

想想也是，比如：

怀孕不能吃螃蟹，否则会流产。

怀孕不能吃兔子肉，否则孩子会唇裂。

孩子生下来要挤咪咪，否则长大后就没力气。

坐月子不能碰凉水，不能洗头，否则以后会身体不好。

感冒不能吃鸡蛋，咳嗽不能吃橘子，发炎不能吃鱼虾……

虽然从没被证实过，但不妨碍这些"讲究"一代代流传，你如果有所质疑、有所抗拒，就会被告知："现在不讲究，以后要吃亏的。"然后，这句话好像真的会应验。

比如很多女性被告知坐月子期间不能吹风，不能碰凉水，否则以后会身子虚，会头痛、关节痛等。如果没有按老话说的去坐月子，在以后漫长的岁月里，只要身体出点什么状况，就可能被当做反面教材"看吧，以前说你不听，现在出问题了吧。"你要是按要求坐了月子还出问题，可能还是会被说："那是你以前坐得不够好。"

经过这样的心理暗示，很多妈妈也会觉得坐月子的那些讲究是有道理的，然后，传统的坐月子就这样被一代代人传承下来了。

事实上，人一辈子难免会出点身体状况，生孩子前身体可能出状况，生孩子后依然可能，再加上带孩子的辛劳，生完孩子很多女性也到了身体走下坡路的年龄，身体状况多一点也是有可能的。

有了孩子后，身体有好和坏的状态，女人如此，男人也如此，只不过男人身体有好有坏，那是应该的，女人身体无论好坏，都是月子造就的。

但事实上，月子里的那些不能下地、不能吹风、不能碰凉水的讲究没有任何科学依据。国外的妈妈没这么多讲究，身体也不会比国人更差。我们的妈妈1个月不洗澡、不刷牙也未见得身体有多好，相反倒是有的因为卧床不动导致血栓、有的因为大热天闭门窗盖被子导致中暑，甚至死亡。

相比坐月子，饮食方面的讲究我们更是数不胜数，而且理由更是天马行空，比如兔子的嘴唇是裂的就认为孕妇吃了兔子肉孩子会唇裂，因为穿山甲会打洞，就认为哺乳期女性吃穿山甲能通乳。

一方面，有依据的科学原则被认为是太讲究了；另外一方面，我们有太多毫无依据的讲究，根源还是很多人没有证据意识和思辨能力，缺乏科学素养才会有这么多的无意识的从众行为。

有科学思维能力，才能辨别哪些说法是有道理的，才能做到该讲究的讲究，不该讲究的不讲究。

后记

接受自己的不完美

几年前，在产房门口，从护士手里接过一个皮肤皱皱，满脸胎脂的新生儿，我意识到自己成为了别人的父亲。

初为人父的那一刻，有兴奋，也有迷茫和焦虑，一度怀疑自己能不能把她养育好，觉得自己还没准备好做别人的父亲。

虽然自己是儿科医生，但有了自己的孩子，变换一下视角，才发现自己在育儿问题上还有那么多困惑，自己所学的知识，原来还有那么多含糊的，甚至错误的地方。

所幸的是，那时我自己建立了循证医学的理念，在用这个理念系统梳理自己知识体系的过程中，一方面让自己孩子受益了，另一方面，因为职业规划开始了科普写作，有了微信公众号 drpei，再到后来有了这本书。

看完了这本书的内容，估计不少读者会感到懊恼，原来自己在育儿过程中曾经走过那么多弯路，自己曾经有过那么多的误区，自己给孩子吃过那么多本可以不吃的药。

作为父母，我们都想让孩子得到最好的呵护，我也知道很多妈妈甚至在有了孩子后就放弃了自己的职业，做了全职妈妈。

虽然我一直认为孩子不应该是我们人生的全部，过度的关爱未必有利于孩子成长，我们需要在养育孩子和发展自我之间去找一个平衡，但即便把全部的身心投入到孩子身上，因为种种原因，我们在孩子健康问题上都可能无意间犯下种种错误。

多花了一些钱是小事，让孩子受罪是大事，更让人担心的是可能对孩子身体造成伤害，但其实大可不必自责，因为没有一个父母是完美的。

在我们的医疗和社会环境下，即便是医生的孩子，生病了都很难保证得到很规范的治疗，给自己孩子吃中成药的医生大把，给自己孩子错误使用抗生素的医生也不少，曾经还有医生告诉我他自己孩子发热，他会用激素。

作为医生，虽然在生病用药的问题上我让我自己的女儿得到了最大的呵护，但也曾经因为错误认识给希希物理降温过，我也一直觉得自己在儿童心理问题、儿童行为管教上有很大的短板，让她的成长并没有那么完美。

此外，孩子是在整个社会、家庭环境下长大的，父母双方、老人、幼儿园、保姆都可能对孩子的成长产生影响，即便我们自己能尽力去做好，但也不可能让别人完全按照自己的要求和标准去做。

我们自己是不完美的，我们的家庭、社会环境是不完美的，而且社会在不停发展，医学也在不停进步，我们今天所遵循的真理，到了明天确实有可能是错误。

我们可以通过学习知识，提高自己，在当前医学条件下，在自己力所能及的范围内，尽可能让孩子得到最好的健康看护、最安全的成长环境，但我们永远保证不了孩子得到的就是最好的。

每个孩子在成长过程中多少会遇到一些健康问题，如果读完这本书，让你对一些疾病有了新的认识，在孩子下次生病时，他就有可能得到比大部分孩子更好的呵护，你买书花的钱就物有所值了。

很多家长是在有了孩子以后开始重新认识医学和科学的，如果读完这本书，能让你建立一点科学的思维方式，让你刷新一下对科学的认知，那这本书就物超所值了。

谢谢大家的阅读。

裴洪岗

2016 年 7 月

52检